ÉTUDE

SUR LES

CHANCRES DU COL UTÉRIN

(CHANCRE SIMPLE, CHANCRE SYPHILITIQUE)

PAR

Ch. SCHWARTZ,

Docteur en médecine de la Faculté de Paris,
Interne provisoire des hôpitaux et hospices civils de Paris,
Médaille de bronze de l'Assistance publique.

PARIS
ADRIEN DELAHAYE, LIBRAIRE-ÉDITEUR
PLACE DE L'ÉCOLE-DE-MÉDECINE

1873

ÉTUDE

SUR LES

CHANCRES DU COL UTÉRIN

(CHANCRE SIMPLE, CHANCRE SYPHILITIQUE)

PAR

Ch. SCHWARTZ,

Docteur en médecine de la Faculté de Paris,
Interne provisoire des hôpitaux et hospices civils de Paris,
Médaille de bronze de l'Assistance publique.

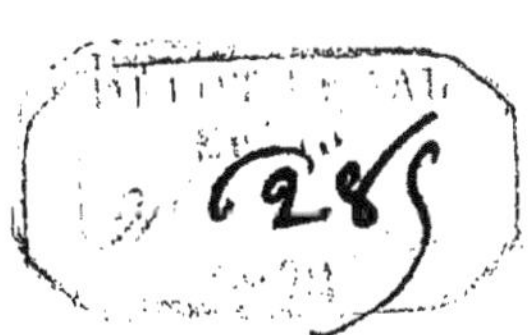

PARIS

ADRIEN DELAHAYE, LIBRAIRE-EDITEUR

PLACE DE L'ÉCOLE-DE-MÉDECINE

1873

ETUDE

SUR LES

CHANCRES DU COL UTÉRIN

(CHANCRE SIMPLE, CHANCRE SYPHILITIQUE.)

INTRODUCTION.

Les chancres du col utérin ont été peu étudiés jusqu'à présent; ils sont encore mal connus, et les descriptions qu'en donnent les syphiliographes et les gynécologues sont, pour la plupart incomplètes, souvent confuses, quelquefois même entachées d'erreur. On croyait ces lésions trop rares, trop difficiles à diagnostiquer sûrement, pour leur accorder une grande attention; et puis, ceux-là seuls qui se trouvaient à la tête de services spéciaux et pendant longtemps, étaient en mesure d'en parler avec compétence. C'est dire assez combien mon incompétence est grande. Aussi n'aurais-je pu songer à aborder ce sujet, si je ne m'étais senti soutenu à chaque pas par mon maître, M. Fournier. Je n'ai observé moi-même que trois cas de chancres du col : deux chancres syphilitiques et un chancre simple. Ces trois cas m'auraient appris peu de chose sans doute, si M. Fournier, avec sa bienveillance ordinaire, n'avait mis à ma disposition toutes les observations qu'il réunit depuis qu'il est à Lourcine. J'ai trouvé, dans cette immense collection, un nombre relativement considérable d'exemples de chancres utérins; j'espère pouvoir, en m'appuyant sur eux, tracer l'histoire à peu près complète de ces lésions.

Toutes ces observations ont été prises à Lourcine par les différents internes qui se sont succédé dans le service de M. Fournier. Je dois, pour être juste, remercier ici ces collaborateurs inconscients, mais si utiles. J'adresse en particulier tous mes remercîments à mon ami, M. Curtis, à qui sont dues les meilleures et les plus complètes des observations que je publie.

J'ai trouvé encore pour faire ce travail des ressoures très-précieuses dans le musée de Lourcine. Cette collection, fondée et entretenue par M. Fournier, contient en effet les moulages extrêmement fidèles de presque toutes les lésions utérines dont j'avais en main la description. Ainsi revivaient, pour ainsi dire, sous mes yeux, des affections dont une observation, quelque bien faite qu'elle soit, ne peut jamais donner qu'un signalement incomplet.

Le chancre simple et le chancre syphilitique, si différents par leur nature, se présentent sur le col de la matrice comme des lésions assez semblables d'aspect pour être confondues ; leurs signes, tant physiques que fonctionnels, ont bien des points communs ; leur marche est la même. La considération de ces faits m'imposait deux tâches. Je devais d'abord, malgré la ressemblance apparente et à cause de la différence réelle et profonde de ces deux lésions, chercher à les distinguer aussi nettement que possible l'une de l'autre ; pour arriver à ce but, le mieux était de les étudier d'abord chacune isolément, et, cela fait, de montrer dans un tableau comparatif les côtés par où elles diffèrent. Je devais ensuite les rapprocher par leurs caractères cliniques communs, montrer qu'elles se distinguent par des traits semblables ou analogues des autres ulcérations de la matrice, former en un mot des chancres du col, malgré la différence extrême de leur nature et de leur valeur nosologique, un groupe nettement isolé au milieu de toute la pathologie utérine. On trouvera donc ces deux affections presque aussi complètement confondues, dans le chapitre *Diagnostic*, qu'on les aura trouvées séparées dans les chapitres précédents.

CHAPITRE PREMIER

APERÇU HISTORIQUE.

Nos connaissances sur les ulcérations spécifiques de l'utérus ne datent pas de loin. Elles n'ont pu naître (on le conçoit) que le jour où le col de la matrice est devenu accessible au regard, et on sait que le spéculum ne fut introduit dans la pratique par Récamier qu'en 1816. Mais ce ne fut pas d'abord la pratique des maladies vénériennes qui profita du nouvel instrument; les maladies communes de la matrice exigeaient bien plus impérieusement son concours, et ce fut exclusivement à l'étude et au traitement de ces maladies qu'il fut appliqué dans les premières années. Aussi, avant M. Ricord qui, le premier en 1832, fit servir le spéculum à l'étude des affections vénériennes, ne trouvons-nous rien dans la science sur le sujet qui nous occupe, rien en tout cas qui mérite la peine d'être rappelé. Je n'en veux pour preuve que ce qu'écrivait Duparcque *à la même époque* dans son Traité des altérations organiques de la matrice : « Les ulcères chancreux s'étendent autant en profondeur qu'en largeur, leurs bords sont taillés à pic, leur fond est grisâtre, déterminent un écoulement séro-muqueux puriforme, s'accompagnant toujours d'un engorgement à leur base, et occasionnent des douleurs brûlantes, térébrantes, rongeantes et lancinantes. » Eh bien ! les chancres du col, qu'ils soient simples ou syphilitiques, ne présentent pas les caractères et surtout ne déterminent jamais les symptômes dont parle Duparcque. Aussi n'ai-je rappelé l'opinion de cet auteur que pour montrer combien sont nouvelles nos connaissances sur les chancres utérins.

Avec M. Ricord commencent les renseignements exacts. Dans son « Mémoire sur quelques faits observés à l'hôpital des vénériens », il décrit des ulcérations d'origine vénérienne qu'il a observées sur le col de l'utérus ; il donne quelques-uns de leurs caractères et en note la fréquence ; le premier il fait remarquer que les différentes ulcérations vénériennes sont très-rares au-delà des caroncules myrtiformes, et que, cette barrière une fois franchie, c'est sur le col qu'on a le plus de chance d'en rencontrer ; on n'en voit dans le vagin même que très-exceptionnellement, et encore seulement dans les parties profondes.

Après le travail de M. Ricord, dix ans se passent sans qu'aucun fait nouveau, un peu important, soit ajouté à ceux qu'avait signalés le chef de l'école du Midi.

En 1843, M. Gosselin faisait une remarque de la plus haute importance. « Je signale à l'attention des observateurs, disait-il, ce fait pour moi bien positif, qu'une ulcération syphilitique du col utérin peut, sans aucune médication, revêtir très-vite le caractère des ulcérations observées journellement, de telle sorte que l'aspect même de l'ulcération ne permettrait pas d'en connaître la nature, et qu'il faudrait surtout tenir compte des antécédents et des autres lésions concomitantes. » Ce fait, que M. Gosselin a le premier signalé, a une telle importance clinique, qu'aujourd'hui encore c'est le caractère le plus tranché, et, en tout cas, le plus constant des chancres utérins, celui qui nous permet toujours de juger en dernier ressort de la nature d'une ulcération du col, quand tous les autres font défaut. Nous reviendrons souvent, dans le cours de ce travail, sur la remarque de M. Gosselin, remarque dont nous chercherons même à étendre les applications.

Bennet (1), en 1844, divise les ulcérations syphilitiques du col en deux classes, la première comprenant le chancre vrai, classique, chancre huntérien ou ulcère vénérien primitif, et la seconde renfermant les ulcérations qui n'ont pas les caractères du chancre vrai, mais qui apparaissent sous l'influence de circonstances suspectes, et qui sont regardées comme syphilitiques par quelques auteurs. Ces dernières lésions, que M. Gibert avait déjà étudiées, n'ont pas, à notre avis, de caractères distinctifs assez tranchés pour mériter une description spéciale; ce sont des ulcérations d'aspect vulgaire observées sur des femmes syphilitiques ; sont-elles l'effet de la diathèse, il nous semble impossible de l'affirmer; rien même n'autorise à le soupçonner, croyons-nous. Quant aux véritables chancres du col, Bennet n'en dit rien de plus que les auteurs précédents.

Deux ans après, MM. Boys de Loury et Costilhes dé-

(1) Traité pratique de l'inflammation de l'utérus, etc., page 488 et suivantes.

crivent avec soin le début des chancres du col, dont ils placent le point de départ dans les follicules muqueux du museau de tanche.

M. Alphonse Robert (Des affections granuleuses, ulcéreuses et carcinomateuses du col de l'utérus. Thèse pour une chaire de clinique chirurgicale, 1848) classe tous les faits jusque-là connus, et étudie les transformations que le chancre utérin subit après avoir dépouillé ses caractères propres.

La même année, Grivot-Grandcourt (Des ulcérations syphilitiques primitives du col de la matrice. Thèse de Paris, 1848) recueille les principales observations publiées jusqu'à lui, en ajoute quelques-unes et expose l'état de la science à cette époque sur les chancres utérins.

M. Bernutz, dans un mémoire lu en 1855 à la Société médicale des hôpitaux, rend compte de 12 nouvelles observations de chancres du col. Il en décrit trois formes :

1° Les chancres proprement dits, possédant tous les caractères du chancre classique ;

2° Les chancres diphthéritiques, saillants et revêtant l'apparence d'une fausse membrane ;

3° Les chancres ulcéreux, rongeants, ayant l'aspect d'une ulcération envahissante de mauvaise nature.

Nous aurons à revenir, dans le cours de ce travail, sur ces différentes ulcérations vénériennes.

Tous les auteurs précédents confondent dans une description commune le chancre simple et le chancre syphilitique du col ; pour eux, tous les chancres utérins sont syphilitiques. Mais le criterium dont ils se servent le plus souvent pour juger de la nature syphilitique d'une ulcération utérine, l'auto-inoculabilité de cette ulcération, est précisément le caractère fondamental auquel nous reconnaissons aujourd'hui le chancre simple; d'où on peut conclure que les travaux cités jusqu'ici se rapportent presque exclusivement au chancre non syphilitique.

Les quelques auteurs qui ont écrit depuis cette époque sur les ulcérations spécifiques de l'utérus ont cherché, pour la plupart, à faire cesser cette confusion des deux chancres, qui avait jeté tant d'obscurité sur les travaux de leurs devanciers. Aucun, cependant, jusqu'à M. Fournier, parmi les dualistes eux-mêmes, n'est parvenu à distinguer nettement ces deux affections, si éloignées pourtant l'une de l'autre par leur nature. La suite de cette étude historique va nous le prouver.

M. Alphonse Guérin (1) (1864) est le premier qui, à notre connaissance, ait fait une place à côté du chancre mou du col au véritable chancre infectant de même siége; encore se borne-t-il à le mentionner. Pour cet auteur, en effet, les chancres du col sont rarement syphilitiques; ceux qu'on rencontre sur cet organe sont dans l'immense majorité des cas des chancres mous. « On aura, dit-il, l'explication de ce fait, si l'on réfléchit que le pus du dernier est essentiellement contagieux, tandis que le produit de sécrétion du chancre syphilitique l'est à un bien moindre degré, et pendant un temps très-court. » Mais on sait aujourd'hui que les accidents secondaires donnent tout aussi bien la vérole, et la donnent même plus souvent que le chancre infectant lui-même; d'ailleurs, est-il vrai que ce chancre

(1) Maladies des organes génitaux externes de la femme, 1864.

soit moins contagieux que le chancre simple? Ce qui est vrai, c'est que le chancre simple, pouvant s'inoculer indéfiniment sur le même sujet, pullule d'une façon très-frappante et témoigne par là de sa grande virulence; le chancre syphilitique, au contraire, n'étant pas auto-inoculable, ne peut se transmettre qu'à un sujet sain (ordinairement par le coït), et cette condition, imposée à la manifestation de sa virulence, la rend moins nette, moins facilement appréciable; cela est loin de prouver cependant que le chancre syphilitique ne soit pas aussi très-virulent. Quoi qu'il en soit, le fait est que M. Guérin a vu peu de chancres syphilitiques et qu'il n'en donne pas les caractères distinctifs.

M. Rollet, dans son Traité des maladies vénériennes, leur consacre un court paragraphe; mais sa description est incomplète; il se contente de dire que « le chancre syphilitique utérin est un de ceux qui se présentent le plus souvent sous la forme proéminente, mamelonnée; il est aussi très-fortement induré, du moins à en juger par la saillie qu'il fait au-dessus des parties ambiantes. » De plus, M. Rollet croit reconnaître le véritable chancre infectant dans les chancres diphthéritiques de M. Bernutz. « M. Bernutz, dit-il, a décrit sur le col utérin deux catégories d'ulcérations chancreuses, dont l'une comprenant, selon lui, les chancres proprement dits, ne se compose en réalité que de chancres simples, tandis que l'autre comprend les chancres qu'il appelle diphthéritiques, et que nous nous croyons fondé à regarder comme syphilitiques et indurés. » Mais les chancres diphthéritiques de M. Bernutz

(1) Rollet, Maladies vénériennes, 1866.

sont auto-inoculables; l'auteur l'affirme; réinoculés, ils donnent la pustule caractéristique. M. Rollet se tire d'embarras, en essayant de les faire passer pour des chancres mixtes; « il n'est pas étonnant, ajoute-t-il, qu'on observe des chancres mixtes en assez forte proportion sur le col. » Cette explication nous paraît bien forcée, et il nous semble que M. Rollet se sert à propos de sa découverte pour donner enfin un corps au chancre syphilitique du col. Quant à nous, nous n'avons pas reconnu dans le chancre diphthéritique de M. Bernutz le chancre infectant de nos observations.

M. Rollet, en 1869, commença, dans les Annales de dermatologie et de syphiligraphie, un travail où il proclama la nécessité de faire profiter enfin de la doctrine dualiste l'étude des chancres utérins; il se plaint qu'aucun des travaux publiés ne soit complétement dégagé des erreurs inhérentes au principe de l'unité du chancre. Nous pensions donc trouver dans ce mémoire une étude du chancre syphilitique, laquelle aurait pu nous aider singulièrement. Malheureusement, M. Rollet, après avoir décrit les exulcérations blennorrhagiques que la vaginite chronique produit sur le col, et le chancre simple de cet organe, s'est arrêté juste au moment d'aborder l'étude du chancre infectant. Son travail est resté inachevé jusqu'à présent.

M. Després (1), dans son récent Traité iconographique, dit bien un mot des chancres infectants du col, mais c'est pour déclarer qu'on ne peut les distinguer des chancres mous. « Je ne crois pas, dit-il, qu'il y ait sur le col des chancres indurés comme on en voit sur

(1) Traité iconographique de l'ulcération et des ulcères du col de l'utérus, par Armand Després; 1870, page 43.

la peau ou sur les muqueuses des orifices naturels. Qu'il y ait des chancres infectants du col, je le crois, mais d'après ce que j'ai vu jusqu'ici, ils ne diffèrent pas des chancres mous. Je ne parle pas ici de l'épreuve de l'auto-inoculation, cette épreuve de diagnostic me paraît inutile, et n'est pas toujours innocente pour la malade. » Nous trouvons, en effet, sur les planches du livre de M. Després deux ulcérations chancreuses du col qu'il met en parallèle, et qui ne diffèrent pas l'une de l'autre par le moindre caractère; la malade qui portait la première de ces ulcérations a été observée pendant très-longtemps par M. Després, et n'a pas eu la syphilis; celle qui était affectée de la seconde a présenté plus tard les accidents d'une syphilis grave; dans les deux cas, nous trouvons, sur un col congestionné augmenté de volume, deux ulcérations centrales, à bords irréguliers et purpurins absolument identiques. Mais pour nous, ces deux faits ne sont pas probants; on peut avoir la syphilis d'une part, et, de l'autre, un ou plusieurs chancres simples; cela même se voit très-souvent; car les maladies vénériennes font très-bon voisinage et ne se nuisent nullement les unes aux autres. Il me semble donc téméraire d'attribuer une syphilis à une ulcération présentant tous les caractères du chancre simple, tout simplement parce que ce chancre a précédé dans son apparition cette syphilis; cette confusion a été certainement bien souvent commise; c'est une raison de plus pour y prendre garde et nous en défier. Encore si l'inoculation avait été tentée! Mais M. Després la déclare inutile; je la crois, au contraire, indispensable; elle devrait sembler indispensable à M. Després surtout, qui n'admet aucune différence dans la symptomatologie du chancre infectant et du chancre simple du col. Est-il donc inutile de savoir si un malade a oui ou non la syphilis? Et puisque l'inoculation est notre seul moyen de le savoir, servons-nous-en. Je reconnais avec M. Després que l'inoculation n'est pas toujours innocente pour la malade, qui court risque de voir son nouveau chancre d'inoculation le point de départ de complications graves; mais cette malade n'est-elle pas plus exposée encore, en risquant d'avoir la syphilis sans en être prévenue? Pour nous, qui pensons qu'on peut, en général, distinguer le chancre simple du chancre syphilitique, même sur le col, nous n'en conservons pas moins l'inoculation comme un critérium décisif dans les cas douteux.

Courty consacre un paragraphe aux chancres syphilitiques du col; mais sous ce nom, il ne décrit que les chancres simples, auxquels se rapportent évidemment les quelques remarques, intéressantes d'ailleurs, qu'il fait à ce sujet.

M. Gallard, dans l'ouvrage qu'il vient de publier il y a quelques semaines, commet encore la même confusion; la citation suivante le prouvera de reste : « Ces ulcères (syphilitiques) qui ont bien quelques caractères communs avec l'ulcération simple, en diffèrent notablement par leur aspect général, et surtout par ce fond grisâtre ou jaunâtre qui se retrouve dans toutes les ulcérations *syphilitiques* du col susceptibles d'être *inoculées*. »

C'est seulement dans les leçons cliniques que vient de faire paraître M. Fournier, que cesse enfin cette longue confusion entre les deux chancres utérins. On trouve, en effet, dans ces leçons, une esquisse rapide mais complète du chancre syphilitique du col. C'est en me guidant sur ce travail et en me servant des observations recueillies dans le service que j'essaierai de tracer, à mon tour, l'histoire de cette affection.

CHAPITRE II.

DU CHANCRE SIMPLE DU COL.

1. *Etiologie.*

Fréquence.— Tous les auteurs ne sont pas d'accord sur la fréquence du chancre simple du col; cependant la plupart d'entre eux et les plus autorisés le disent très-rare. Cullerier, Ricord, Gibert, Boys de Loury et Costillhes, Gosselin, sont unanimes sur ce point. M. Robert, pendant un séjour de quatre années à l'hôpital de Lourcine, n'en a observé que deux cas. Bennet n'en a vu que deux cas également, pendant tout le temps qu'il fut attaché aux hôpitaux de Paris. Debauge (1), recherchant la fréquence relative des chancres de différents siéges, donne la statistique suivante :

Chancres simples	de la fourchette ou de la fosse naviculaire	78
—	de la marge de l'anus	23
—	du méat urinaire	21
—	des grandes lèvres	19
—	de l'entrée du vagin	16
—	des petites lèvres	17
—	du vagin en arrière des caroncules	7
—	du périnée	5
—	du sillon interfessier	5
—	de la face interne des cuisses	5
—	du vestibule	4
—	du voisinage du méat	2
—	de l'hypogastre	2
—	du clitoris	1
—	du col	1

(1) Traitement des chancres simples et des bubons chancreux par la cautérisation au chlorure de zinc. (Thèse de Paris, 1858.)

Ainsi, sur 206 malades affectées de chancres simples, une seulement en aurait présenté sur le col de la matrice. Mais à ce relevé si pauvre en chancres utérins, nous pourrions en opposer un autre faisant avec le premier un singulier contraste. M. Sirus Pirondi (1), dit avoir vu 58 fois un chancre utérin sur 60 cas de chancres mous multiples. Cette proportion est évidemment très-exagérée; M. Richet, dans son rapport, n'accepte du reste ces résultats qu'avec réserve et juge très-discutables les preuves de M. Pirondi. Mais Dawosky (2), Després (3), sans admettre davantage les conclusions de cet auteur, regardent néanmoins les chancres du col comme fréquents. « J'ai vu, dit M. Després, sur 93 malades atteintes de chancres mous multiples de la vulve, 9 ulcérations dont l'origine ne pouvait pas être rattachée franchement à des chancres mous du col, et 43 fois un chancre mou vrai ou un chancre mou en voie de réparation; chez les malades, au nombre de 39, qui avaient à la fois la syphilis et des chancres mous, 12 fois j'ai observé un chancre du col ou une trace de chancre sur le col. »

Nous ne pouvons nous ranger à l'avis de ces derniers auteurs, et pourtant nous ne croyons pas le chancre simple du col aussi rare qu'on le pensait autrefois. M. Fournier en a observé 25 cas depuis six ans qu'il est à Lourcine; il les a, du reste, toujours recherchés avec soin et en quelque sorte systématiquement; aussi, bien peu ont pu lui échapper; il n'en eût certes pas été de même, s'il avait négligé d'examiner toutes ses malades

(1) Rapport de M. Richet (Bull. de la Soc. de chir., 1re série, t. VI, p. 307).
(2) Amtl. Bericht über die 34. Versammlung deutscher Naturforscher und Aerzte in Carlsruhe im Sept. 1858, p. 217.
(3) Traité iconographique des ulcérations et des ulcères du col, p. 43.

au spéculum ; car, ainsi que nous le verrons par la suite, ces chancres, ne donnant lieu à aucune douleur, doivent être cherchés, si on veut les découvrir, et de plus cherchés sans délai, dès qu'on peut soumettre la malade à l'examen du spéculum, car ils ont une marche rapide, une durée passagère et surtout perdent hâtivement leurs caractères propres.

Les chancres vaginaux sont encore plus rares que les chancres utérins ; une fois l'anneau vulvaire franchi, ce n'est pas dans le vagin, c'est sur le col même qu'on trouve de préférence ces ulcérations. Je parle ici, bien entendu, du vagin proprement dit, de la portion moyenne et supérieure de ce conduit, car l'entrée du vagin est assez souvent, au contraire, le siége d'ulcérations chancreuses ; mais ces ulcérations ne se distinguant en rien des chancres extérieurs, doivent être, au point de vue pratique, confondues avec eux.

Nous ne pouvons rapporter que quatre exemples de chancres vaginaux proprement dits, siégeant tous dans les culs-de-sac qui circonscrivent le museau de tanche. Nous ne connaissons, en effet, aucune observation de chancre de la partie moyenne du vagin. Ajoutons même que de nos quatre observations, trois se rapportent à des chancres consécutifs, inoculés sur la muqueuse des culs-de-sac par des chancres du col adjacents ; si bien, qu'au point de vue étiologique, on pourrait presque les considérer comme des chancres utérins. Dans un seul cas, l'ulcère le premier apparu siégeait sur la paroi vaginale, et c'est lui qui, consécutivement, a inoculé le col.

Observation Ire. — Chancres du vagin. Chancre du col successif. (Observation recueillie dans le service de M. Fournier.)

R... (Marie), 23 ans, couturière, entrée à Lourcine, dans le service de M. Fournier, salle Saint-Clément, n° 18, le 25 mai 1869.

N'a jamais eu de maladies vénériennes; n'a jamais été enceinte; a eu une métrorrhagie il y a un an. Réglée à vingt ans; mal réglée. La malade dit avoir des boutons autour de la bouche et de la vulve chaque fois qu'elle a ses règles. Dernières règles il y a un mois. Dit avoir des boutons à la vulve depuis huit jours environ. Dernier rapport il y a quinze jours avec son amant, lequel est malade.

Etat actuel. Dans le pli génito-crural droit, sur la grande lèvre droite, quatre papules acnéiformes dont le centre est occupé par un poil; papule semblable érosive sur la grande lèvre gauche. Au niveau de l'entrée du vagin, une ulcération à fond jaunâtre de la dimension d'une lentille. Inoculation à la cuisse gauche avec le pus fourni par cette ulcération. Rien à l'anus; ganglions inguinaux non engorgés. *Col sain. Dans le tiers supérieur du vagin*, nous apercevons *plusieurs ulcérations* à fond jaunâtre, un peu creuses, paraissant bien être chancreuses, l'une sur la paroi gauche, les deux autres sur la paroi postérieure.

28 mai. Inoculation positive; l'ulcération de l'entrée du vagin est donc bien chancreuse. La papule de la grande lèvre est presque cicatrisée.

4 juin. Le chancre de l'entrée du vagin s'élargit; *il s'est produit à la partie la plus postérieure du col par contact immédiat des chancres vaginaux avec cet organe une inoculation qui a aujourd'hui la largeur d'une lentille*; les plaies du vagin sont du reste modifiées.

Le 18. Nous trouvons aujourd'hui sur la grande lèvre gauche deux chancres simples types; à la marge de l'anus un chancre semblable; le chancre de l'entrée du vagin est cicatrisé.

Le chancre du col (chancre secondaire, successif) est aujourd'hui absolument grisâtre, papuleux.

A priori, on ne se douterait certes pas de la rareté du chancre vaginal. « Il semblerait, dit M. Fournier (1), qu'en raison de sa forme, de son étendue, de ses fonctions, le vagin dût être très-fréquemment affecté par le chancre; — en raison de sa forme, qui est celle d'un cylindre rétréci dans sa portion inférieure, et évasé supérieurement de façon à constituer une ampoule qui favorise la stagnation des liquides; — en raison de son étendue qui est considérable; déplissée, sa muqueuse offrirait une surface dix fois supérieure à celle de toute la vulve; — en raison enfin et surtout de ses fonctions.

(1) Leçons sur la syphilis, page 72.

N'est-ce pas lui qui embrasse la verge dans l'acte sexuel et qui, à ce moment, se trouve en contact immédiat avec les parties, qui, chez l'homme, sont le siége le plus habituel des lésions contagieuses? A tous ces titres ce serait lui qui, rationnellement, devrait recevoir le plus fréquemment la contagion. Eh bien, chose bizarre, c'est lui qui la reçoit le plus rarement. Quel est le secret de cette étonnante immunité? Faut-il la rapporter à quelque condition anatomique, telle que la résistance de la muqueuse vaginale, laquelle est formée d'un tissu conjonctif très-dense, très-riche en fibres élastiques, et doublée en outre d'un épithélium très-épais? Faut-il l'attribuer à ce que le vagin est moins exposé aux froissements et aux déchirures que la vulve et le détroit vulvaire? Peut-on supposer encore que les liquides de provenance utérine ou vaginale qui baignent habituellement cet organe constituent pour lui un enduit protecteur, ou bien que les sécrétions de l'acte sexuel contribuent par elles-mêmes à déblayer le vagin des produits virulents qu'elles entraînent vers la vulve, etc.? Tout cela est bien hypothétique, en vérité. Mais si l'explication nous manque, le fait n'en est pas moins réel. »

Le privilége qu'a le vagin de se soustraire à l'inoculation chancreuse, nous semble dû surtout à son extensibilité; c'est cette propriété qui, pendant l'accouchement, lui permet de résister à la pression prolongée de la tête du fœtus, alors que le col utérin se fend et que la vulve se déchire; il ne saurait donc jamais être lésé dans l'acte sexuel; il est complètement à l'abri des écorchures et des éraillures qui semblent être les conditions essentielles de la contagion.

C'est probablement aussi par des raisons anatomiques

qu'il faut expliquer le peu de fréquence des chancres du col lui-même; car le chancre n'a pas de lieu d'élection; il peut se montrer partout où se trouvent réalisées les conditions physiques de l'inoculation.

Bennet pense que le virus chancreux atteint rarement le col, parce qu'il est pour ainsi dire essuyé et retenu par les parties externes. Il nous semble beaucoup plus simple d'admettre que le mucus gélatiniforme, si tenace et si visqueux, dont le col est enduit, isole cet organe, et empêche son contact immédiat avec le pus virulent.

Causes occasionnelles. — Si le chancre est rare sur le col, on pourrait s'attendre, lorsqu'on l'y trouve, à y rencontrer en même temps quelque autre lésion préexistante capable d'avoir, pour ainsi dire, préparé le terrain à l'inoculation. Il faut l'avouer cependant, la lésion qui a permis l'accès du virus, en supposant qu'elle existe, nous échappe dans l'immense majorité des cas; le plus souvent, le col affecté de chancre est parfaitement sain sur tout le reste de son étendue. Pourtant il n'en est pas toujours ainsi. Selon beaucoup d'auteurs, les ulcérations simples favoriseraient l'inoculation; l'état de grossesse en particulier semble prédisposer aux chancres du col; Putégnat (1) en rapporte un certain nombre de cas pendant la gestation. Cette coïncidence du chancre utérin et de la grossesse ne saurait être atttribuée qu'à l'état du col, lequel se ramollit dans tous les cas, et s'ulcère même très-fréquemment quand la gestation est arrivée à une certaine période.

(1) Journal de Bruxelles, XLVII, juillet 1868.

Toute lésion du col, on le conçoit, doit servir de cause occasionnelle à la production d'un chancre utérin ; voici, par exemple, la très-curieuse observation d'un chancre simple (l'inoculation en fait foi) développé sur une tumeur épithéliale du col utérin (l'examen microscopique garantit l'exactitude du diagnostic).

Obs. II. — Cas de chancre simple développé sur un épithélioma du col utérin. (Publiée par le professeur Breslaw, de Zurich, dans la 2e livraison de Archiv der Heilkunde, 1861.)

Une femme, âgée de 34 ans, sujette, depuis quelque temps, à des pertes sanguines et à un écoulement vaginal fétide, présentait des chancres mous superficiels et folliculaires au niveau du vestibule. En l'examinant au spéculum, on constata que la lèvre inférieure du museau de tanche était très-volumineuse, et occupée presque en entier par une ulcération à coloration jaunâtre et à aspect lardacé dans une grande partie de son étendue, bleu grisâtre ailleurs, et laissant suinter du sang sous l'influence du plus léger contact. La surface de l'ulcération, dépouillée d'épithélium, était mamelonnée et recouverte de papilles hypertrophiées, étroitement serrées les unes contre les autres.

A part ces caractères, l'ulcération présentait la plus frappante analogie avec celles qui siégeaient à l'entrée du vagin.

On fit sur la cuisse quatre inoculations, dont deux avec du pus provenant de l'ulcération du museau de tanche, et deux avec la matière prise sur le chancre le plus volumineux du vestibule. Au bout de quarante-huit heures, il s'était formé quatre pustules bien développées, dont l'une provenant de l'inoculation du chancre utérin ressemblait assez à une bulle de pemphigus. Ces pustules se rompirent et laissèrent à découvert des chancres dont la guérison fut très-longue. Comme la lèvre antérieure du museau de tanche augmentait de volume, M. Breslaw eut recours à l'amputation du col, à l'aide de l'écraseur linéaire. Il avait diagnostiqué un carcinome épithélial du col, dont l'aspect chancreux ne tenait plus qu'à une infiltration purulente des papilles hypertrophiées. L'examen microscopique fait par le professeur Billroth, démontra qu'il s'agissait en effet d'un cancer épithélial des mieux caractérisés ; la cicatrisation de la plaie eut lieu après deux cautérisations avec le fer rouge. M. Breslaw a revu cette malade à plusieurs reprises, et il a pu constater qu'elle ne présentait aucun signe de vérole ni de récidive du cancer.

En somme, ajoute M. Breslaw, il me paraît légitime de conclure de ce fait : qu'un chancre mou peut être inoculé sur un cancer épithélial et rester inoculable ; 2° que l'épithélioma n'est pas détruit par le chancre, mais qu'il continue à se développer au-dessus et autour de l'ulcération.

L'abaissement de l'utérus, d'après quelques auteurs, prédisposerait au chancre du col. Les femmes publiques, dont la matrice présente habituellement de l'antéversion, seraient par cela même, selon M. Rollet, plus exposées au chancre utérin.

Mais l'état anatomique du col n'est pas le seul facteur favorable à la production d'un chancre sur cet organe; il en faut chercher un autre du côté de l'homme, dans la situation du chancre contagionnant. Courty a plusieurs fois, en effet, observé des femmes atteintes d'ulcérations spécifiques de la matrice à la suite de rapports avec un homme portant lui-même un chancre sur le méat.

Cela nous amène à dire que les chancres du col sont dus à une contagion directe et non le résultat d'inoculations secondaires provenant de chancres extérieurs préexistants; le museau de tanche reçoit directement de la verge, pendant le coït, le pus qui doit le contagionner. Le fait est certain, quand on ne trouve de chancre que sur la matrice, quand les parties génitales externes sont parfaitement saines (ce qui est exceptionnel); il est plus que probable, quand ces parties portent aussi des chancres. On ne saurait supposer en effet que le pus des ulcères extérieurs se mêlant au mucus vaginal et le rendant virulent par sa présence, aille porter ainsi l'inoculation jusque sur le col.

2. *Caractères cliniques.*

Siége. — D'après Ricord, ce chancre siége 19 fois sur 20 au niveau de l'orifice du col et une fois sur 20 seulement sur un point de la circonférence, plus ou moins près du cul-de-sac vagino-utérin. Pour Grivot-Grandcourt, le siége le plus fréquent est également l'orifice. Selon Marjolin, au contraire, le chancre se logerait d'habitude à la partie postérieure de ce segment de l'utérus, au niveau de sa jonction avec le vagin. Nos observations ne nous semblent pas tout à fait d'accord avec ces auteurs ; sur un total de 23 chancres, nous en trouvons 11 centraux et 12 excentriques ; c'est à peu près la proportion que donne Rossignol, lequel rapporte dans sa thèse 9 cas de chancres inoculables ; or, sur ces 9 cas, 4 seulement occupaient l'orifice et 5 étaient excentriques. Nous serions donc autorisé à conclure que le chancre siége aussi souvent au niveau de l'orifice qu'en dehors de lui. Faisons même remarquer que nous rangeons parmi les chancres centraux tous ceux qui atteignent l'orifice par un de leurs points, et non pas seulement ceux qui l'entourent complètement ; parmi les premiers, il en est pourtant que leur situation latérale pourrait faire ranger presque indifféremment dans l'un ou l'autre groupe. De plus, beaucoup de nos chancres centraux sont accompagnés d'un ou de plusieurs autres chancres, qui, eux, sont décidément excentriques.

Les chancres excentriques, selon quelques auteurs, se trouveraient de préférence au pourtour du museau de tanche, près des culs-de-sac, et ne se rencontreraient que rarement sur la partie moyenne, convexe des lèvres, où le pus virulent s'arrêterait moins facilement.

Les auteurs ont recherché aussi quelle était la lèvre la plus fréquemment atteinte. Ricord, sur 6 cas de chancres, qu'il avait observés, en avait trouvé 4 sur la lèvre antérieure et 2 sur la lèvre postérieure. Rossignol n'a trouvé de chancres excentriques que sur la lèvre antérieure. Il semblerait donc que la lèvre antérieure est le siége de prédilection de ces ulcérations. On ne s'est pas contenté du fait, on a voulu aussi en chercher l'explication. Ricord et Rollet en trouvent la raison dans l'antéversion que présente souvent l'utérus chez les filles publiques. Guérin, de son côté, attribue l'immunité relative de la lèvre postérieure à ce que cette lèvre est plus souvent que l'antérieure séparée de la substance virulente par une nappe de mucus albumineux venant de la cavité utérine.

Nos observations ne nous accusent pourtant aucune différence sensible entre la fréquence des chancres sur l'une ou l'autre lèvre; quand ils sont franchement centraux, ils entourent l'orifice dans toutes les directions et se répandent aussi bien en avant qu'en arrière; quand ils sont excentriques, on les trouve disséminés indifféremment sur toute la surface du col; bref, dans toutes nos observations, sauf quatre, les deux lèvres étaient atteintes; une fois, c'était la lèvre supérieure, les trois autres fois la lèvre inférieure seule qui était le siége de l'ulcération.

La plupart des chancres centraux semblent pénétrer dans l'orifice du col; je dis « semblent, » car, on le conçoit, il n'est pas toujours facile de s'assurer du fait. Dans certains cas cependant le col est assez mou pour pouvoir être largement entr'ouvert par le spéculum, et alors on peut suivre l'ulcération des yeux aussi loin que le permet l'écartement des lèvres. Mais voici un fait bien plus important : le chancre peut se cacher tout entier dans la cavité du col, être tout entier intracervical, soit pendant toute sa durée, soit seulement au début ou à la fin de son évolution ; il peut, en effet, naître dans la cavité et ne se répandre que plus tard sur le museau de tanche, ou bien après avoir été visible pendant quelque temps au dehors se retirer, pour ainsi dire, à l'intérieur du col, par le fait même de la cicatrisation. Ces chancres intracervicaux sont tout à fait comparables aux chancres intra-uréthraux de l'homme et peuvent donner lieu aux mêmes considérations théoriques et pratiques. J'en ai trouvé dans les auteurs deux observations qu'on pourra lire à la fin de ce paragraphe. Mais je veux d'abord citer un passage de M. Courty qui dit avoir observé fréquemment ces chancres profonds. « J'ai tenu en observation des filles, qui étaient accusées d'avoir infecté des hommes ayant eu commerce avec elles, et chez lesquelles pourtant on ne découvrait, malgré l'examen le plus minutieux, aucune surface ulcérée et surtout chancreuse, aucun accident syphilitique, ni même aucun symptôme morbide, à l'exception d'une simple goutte leucorrhéique, sortant seulement par intervalles, de l'orifice utérin. Au bout de quelques jours, je voyais le pourtour de cet orifice envahi peu à peu de dedans en dehors par une ulcération chancreuse, provenant évidemment de la cavité du col et s'étendant peu à peu sur l'une ou l'autre lèvre jusqu'à une certaine distance. J'ai recueilli six observations très-authentiques de ce développement du chancre intracervico-utérin. Il faut remarquer que la découverte du chancre est alors d'autant plus difficile que, la plupart du temps, il n'y a pas même de leucorrhée. On voit seulement par intervalles une goutte de muco-pus ou de pus sanguinolent se présenter à l'orifice, surtout lorsqu'on presse sur le col. Aussi doit-on se méfier beaucoup, chez les malades suspectes, de cet écoulement minime et en apparence insignifiant. »

Comment diagnostiquer ces chancres intracervicaux quand ils sont exactement limités à la cavité utérine? Il n'y a qu'un seul moyen, c'est l'inoculation sur la malade du pus qui s'écoule de l'orifice; on s'en est servi avec avantage dans la très-intéressante observation qui suit.

Obs. III. — Chancre intra-utérin. Inoculation positive. (Clinique de Delmas, Gaz. méd., 1845, p. 670.)

Vers la fin de mars 1840, la nommée J. B..., des environs d'Arles, 22 ans, fut visitée par le professeur Lallemand, et cela par tous les moyens d'investigation connus. Rien ne déclara chez elle aucun symptôme syphilitique. Cependant, cette visite avait été faite sur l'invitation d'un officier, qui se plaignait d'avoir été infecté par cette femme. Plusieurs plaintes analogues ayant été portées, cette personne fut dirigée sur le dépôt de police, et, en présence d'un assez grand nombre d'élèves assistant à la visite, je la soumis à un examen très-exact. L'extérieur des organes générateurs, ainsi que la marge de l'anus, étaient à l'état normal; le spéculum utérin placé, je n'aperçus rien d'anormal dans le vagin; le museau de tanche et le col de l'utérus ne différaient pas de ce que l'on remarque sur une femme qui n'a pas fait d'enfants. En pressant sur le col utérin, je vis paraître une matière albumineuse, presque transparente, mêlée d'un liquide blanchâtre, et dont l'aspect me parut douteux. J'en imprégnai une lancette, et je fis quatre piqûres à la partie supérieure antéro-externe de la cuisse droite. Le quatrième jour, les nouvelles plaies revêtaient la forme de quatre chancres bien caractérisés.

Obs. IV. — Chancre intra-utérin. (Thèse de Bennet, 1843.)

Le 1er mai 1843 est entrée à l'hôpital Saint-Louis, service de M. Emery, une femme âgée de 30 ans, d'une constitution assez robuste. Elle dit jouir habituellement d'une bonne santé; elle est réglée régulièrement tous les mois pendant quatre jours. Il y a quelques années, elle eut un enfant à terme; elle n'a pas habituellement de flueurs blanches. Depuis deux ans, elle vit avec une personne d'un âge mûr, avec laquelle elle entretient des relations sexuelles. Quelques semaines avant son entrée, elle donna à cette personne un chancre qui fut suivi du bubon syphilitique. Elle avoue avoir eu des communications suspectes. Examinée au spéculum par le médecin qui la soignait, on ne constata qu'un écoulement mucoso-puriforme abondant, provenant de toute la surface interne du vagin; le col était parfaitement sain, me dit-il; il n'y avait pas la moindre trace d'ulcération syphilitique dans aucune région des parties génitales. A son arrivée à l'hôpital, nous constatâmes l'exactitude des examens antérieurs. L'écoulement était abondant, épais; mais il n'y avait aucune trace d'ulcération. Le col était à l'état normal, nullement engorgé, présentant une rougeur extérieure, un peu exagérée, semblable à celle de la muqueuse vaginale. Entre les lèvres du col, on voyait un mucus purulent, opaque, qui semblait sortir en nappe de la cavité même. L'utérus était légèrement sensible à la pression, et un peu plus volumineux que dans l'état normal; mais, comme elle avait eu ses règles seulement deux jours auparavant, ces symptômes n'avaient pas de valeur. Les lèvres, entr'ouvertes par le spéculum, ne permirent de voir aucune lésion appréciable entre elles. Guidé par ces données, cependant, nous conclûmes à une métrite interne compliquant la blennorrhagie. La malade fut soumise à un traitement approprié (cubèbe et copahu, régime rafraîchissant, bains généraux, injections émollientes), et la blennorrhagie diminua rapidement. Dans les dix jours qui suivirent, elle fut deux fois examinée au spéculum, et chaque fois le col présentait le même état; ce qui nous confirma dans notre diagnostic; la sensibilité et la congestion utérine avaient cependant presque entièrement disparu. Le 16 mai, le spéculum fut de nouveau appliqué, et nous vîmes une petite ulcération, à fond gris, sur la face interne de la lèvre antérieure du col, évidemment sortant de la cavité. La lèvre antérieure, qui, auparavant était molle, et de même volume que la lèvre inférieure, était notablement développée. Dans la présomption que l'ulcération était syphilitique, elle fut cautérisée avec le nitrate acide de mercure, et la malade fut soumise à un traitement mercuriel (bichlorure de mercure, 1/7 de grain par jour, tisane de salsepareille). Malgré les moyens employés, l'ulcération se développa, et arriva à la grandeur d'une pièce de 30 sous, mais sans conserver ses caractères primitifs. L'engorgement de la lèvre antérieure, sur laquelle elle reposait, augmenta en même temps, de manière à atteindre le volume d'une petite noix. L'ulcération fut cautérisée toutes les semaines. Après la huitième cautérisation, elle commença à diminuer, mais ne fut parfaitement cicatrisée qu'à la fin du mois de juillet. L'engorgement du col diminua beaucoup, mais n'avait pas disparu lorsque la malade fut renvoyée comme guérie le 1er août. L'écoulement du pus d'entre les lèvres du col cessa peu de temps après l'apparition de l'ulcération ; la blennorrhagie disparut aussi pendant le cours du traitement ; le traitement mercuriel fut continué pendant un mois sans amener la salivation. Il n'y eut pas d'autres symptômes syphilitiques.

Nombre. — Les chancres simples du col peuvent être uniques ou multiples ; mais ils sont plus souvent multiples; de nos 23 malades, 10 avaient un seul chancre, les 13 autres en présentaient 2 ou 3 ou même davantage. Il est rare cependant d'en trouver plus de 3. Nous n'avons que 4 observations où ce nombre ait été dépassé ; une seule fois le museau de tanche en portait 6. Dans ces cas, on le comprend, les ulcérations sont minimes, car leur étendue est généralement en raison inverse de leur nombre. Le nombre des chancres du col peut d'ailleurs varier par multiplication ou par fusion. Ils se multiplient sur la matrice, comme en tout autre point, en inoculant les parties voisines : ce qui prouve ces inoculations successives, c'est l'inégalité de volume même que présentent les différents chancres coexistant sur le museau de tanche; à côté d'un premier ulcère assez étendu, on en aperçoit un ou deux autres plus petits; ces derniers sont des chancres secondaires, abortifs, comme on les appelle. Plusieurs chancres peuvent aussi se réunir en un seul; mais il faut pour cela qu'ils soient très-voisins; car si peu qu'ils soient éloignés les uns des autres, ils restent isolés jusqu'à la fin, grâce à la tendance qu'ils ont à se réparer vite, à diminuer rapidement d'étendue. Aussi a-t-on rarement l'occasion de voir cette fusion s'opérer; le plus souvent c'est la forme seule de l'ulcère, dont les contours semblent formés par plusieurs segments de circonférence, qui autorise à admettre cette fusion de plusieurs chancres en un seul.

Début. — Il est rare d'assister au début du chancre simple, alors même qu'il se développe sur une partie découverte; quand il siége sur un organe profond et caché aux yeux, comme est le col, le médecin a plus rarement encore l'occasion d'en constater la forme initiale. Cependant, MM. Boys de Loury et Costilhes donnent la description de cette première phase, qu'ils ont même, paraît-il, plusieurs fois observée : « Il nous sera d'autant plus facile, disent ces auteurs, d'exposer la description (du début du chancre utérin) que dans la plupart des cas, nous avons vu cette affection naître et se développer sous nos yeux. L'inflammation spécifique siége primitivement dans un ou deux follicules muqueux qu'on voit se tuméfier, s'ulcérer au sommet, et qui s'entourent d'un cercle rouge. Le petit ulcère ne tarde pas à s'agrandir, et quelques heures suffisent souvent pour voir ce changement s'opérer; son fond est mis à nu...., etc. » Rossignol a observé deux fois le chancre à cette période avec M. Boys de Loury lui-même : « On voit surgir une petite élévation pustuleuse qui ne tarde pas à se dépouiller de la couche épithéliale qui la revêt; l'ulcère établi, il s'étend...., etc. » M. Rollet donne de cette période initiale une description répondant exactement à celle des auteurs précités : « J'ai observé, dit-il, des cas de chancres simples pustuleux du museau de tanche, mais ces chancres étaient le résultat de réinoculations successives. A côté d'un chancre arrivé au plus haut point de son développement, j'ai pu voir plusieurs petits chancres ecthymateux dérivant sans doute du premier. Ces petits chancres étaient restés pustuleux, parce que l'épithélium de la muqueuse du col utérin avait présenté une certaine résistance au pus chancreux ; ou bien l'inoculation s'était peut-être faite au fond des glandules dont cette muqueuse est abondamment pourvue, et il en était résulté un véritable abcès chancreux folliculaire, lequel n'était pas encore ouvert au moment de mon examen. »

Le chancre du col semble donc se développer dans un follicule muqueux; mais ce n'est pas à cette période qu'on l'observe d'habitude; il est alors si peu caractérisé, qu'il doit être facilement méconnu, et cette phase est si éphémère qu'on y assiste rarement.

Période d'état. — Une fois constituée, l'ulcération s'étend de proche en proche ; puis, après avoir atteint une certaine étendue, elle s'arrête dans sa marche envahissante; elle a dès lors acquis son plein développement. C'est à cette période d'état qu'on l'observe d'ordinaire.

Forme et étendue. — Nous trouvons dans nos observations la plupart des chancres comparés, sous le rapport de la forme et du volume, à une amande, à une lentille, à un pois, etc.; leur étendue moyenne est donc à peu près celle d'une pièce de 50 centimes. Quelquefois pourtant le chancre couvre une plus grande surface; il occupe toute la partie du museau de tanche, qui vient faire saillie entre les deux valves du spéculum; mais ces grands ulcères sont probablement dus à la fusion de plusieurs ulcères voisins; ce qui nous le ferait croire, c'est la tendance manifeste qu'a le chancre de se circonscrire, quand il siége sur le col; nulle part ailleurs, il ne montre à un si faible degré son caractère de lésion envahissante. Nous voyons aussi qu'il ne revêt sur l'utérus aucune forme spéciale; il se rapproche plus ou moins de la forme arrondie ou ovalaire, mais c'est tout.

Aspect du fond et des bords. — « Le chancre du col utérin, disent MM. Costilhes et Boys de Loury, est constitué par une ulcération de configuration irrégulière, à contours frangés, à fond rose limité par des bords taillés à pic, de couleur plus vive; un peu plus tard, il devient plus grisâtre. » Selon M. Guérin, « il est constitué par une plaque grisâtre ou blanche, ressemblant à une fausse membrane de diphthérite, très-nettement circonscrite et faisant un relief plus ou moins considérable au-dessus de la membrane muqueuse du col. Cela ressemble à une plaque opaline des amygdales. La tache blanche et saillante peut être recouverte d'une pellicule mince. »

C'est par sa coloration que l'ulcère chancreux attire tout d'abord l'attention. Cet ulcère est jaune et se détache ainsi très-nettement des parties voisines, qui sont d'un rouge plus ou moins foncé. Cette teinte jaune n'est pourtant pas très-franche; le plus souvent, nous voyons signalées dans nos observations les nuances jaune-paille, jaune-chamois, jaune grisâtre; quelquefois même le fond de l'ulcération est presque entièrement gris; c'est qu'alors il est recouvert d'un enduit plus ou moins épais, adhérent, qu'on ne peut enlever avec le pinceau, et d'apparence pseudo-membraneuse. En somme, la coloration du chancre simple du col, bien que variable, se rapproche toujours de la teinte jaunâtre à un certain moment de sa durée.

Le fond de l'ulcère peut être lisse, mais ordinairement il est inégal.

Un caractère presque aussi important que la coloration est l'aspect papuleux du chancre du col ; ce chancre, loin d'être creux, anfractueux, évidé, forme au contraire une saillie sur le museau de tanche ; cette saillie n'est pourtant pas toujours très-prononcée, et quelquefois même le chancre est simplement plat ; on peut d'ailleurs trouver sur cette papule chancreuse de petites dépressions irrégulières.

Le chancre simple du col est en tout cas très-nettement circonscrit ; les bords en sont bien dessinés. Ces bords sont remarquables par leur coloration et par leur forme. Ils sont d'un rouge vif, d'un rouge carmin et forment autour du chancre un liséré circonférentiel bien distinct, Assez irréguliers, d'ailleurs, légèrement festonnés, ils paraissent décollés, sans pourtant être jamais renversés en dehors.

Ces chancres ne diffèrent guère, on le voit, de ceux qui siégent sur les parties découvertes ; c'est, du reste, l'opinion de la majorité des auteurs. « Le chancre type du col utérin, disent MM. Costilhes et Boys de Loury, a toute l'apparence des chancres des parties génitales externes. » Il n'aurait de particulier, selon Suchanek et M. Scanzoni, que l'injection plus vive des parties avoisinantes et la disposition à saigner au moindre contact. Dawosky signale également la facilité avec laquelle saignent ces ulcérations ; elles conserveraient cette propriété, selon cet auteur, même après avoir perdu tout caractère spécifique. Cette particularité n'est pas notée d'une façon spéciale dans nos observations.

Etat des parties voisines. — Les parties qui avoisinent le chancre sont ordinairement parfaitement saines, à moins que le col ne souffre d'une affection antérieure; cependant le museau de tanche peut s'engorger légèrement au niveau de l'ulcère; il est bon d'être prévenu de ce fait; autrement, on serait exposé à prendre cet engorgement inflammatoire pour une induration spécifique. Dans les trois observations suivantes, que j'emprunte à la thèse de Rossignol, l'erreur paraît avoir été commise.

Obs. V. — (Thèse de Rossignol, 1856.)

Bernardine D..., 28 ans, entrée, le 4 décembre 1852, à Saint-Lazare, sortie le 7 février 1853. Ulcération chancreuse du col, large comme une pièce de 1 franc, située à droite sur la lèvre antérieure; fond grisâtre, affaissé, bords crénelés, saillants, *reposant sur une base indurée;* écoulement louche, grisâtre, et bien distinct de l'écoulement utérin, qui offre les caractères du catarrhe utérin. Une inoculation produit une pustule caractéristique; le pus de cette dernière inoculé produit également un chancre.

Obs. VI. — (Thèse de Rossignol.)

Marie-Marguerite D..., 21 ans, entrée le 16 janvier, sortie le 22 mars 1853. Ulcération spécifique du col (lèvre antérieure) large comme une pièce de 2 fr.; bords saillants, inégaux, rouges, *durs*, saignant facilement; fond recouvert d'un liquide puriforme, ichoreux, avec points bruns et rouges, ; écoulement utérin, épais, purulent. Le pus de l'ulcère, inoculé, produit un chancre; l'écoulement utérin, inoculé trois fois, n'a rien produit.

Obs. VII. — (Thèse de Rossignol.)

Anna B... 24 ans, entrée le 8 février 1853, sortie le 19 mars 1853. Chancre énorme du col situé à la commissure droite, rongeant la lèvre antérieure et la lèvre postérieure, sur une surface de plus de 3 centimètres; *col considérablement engorgé;* le voisinage de la commissure gauche seul est intact. C'est le chancre le mieux caractérisé qu'on puisse voir : bords saillants, déchiquetés, à pic, rouges, denses, saignants; surface ulcérée, inégale, fortement excavée, recouverte d'un pus ichoreux, gris jaunâtre, avec quelques stries de sang. Le contact du doigt et simplement du balai provoque une sensation douloureuse. *Le diagnostic étant de la dernière évidence, il n'a point été pratiqué d'inoculation.*

Nous avons évidemment affaire dans ces observations (au moins dans les deux premières) à des chancres simples, puisque l'inoculation a réussi; néanmoins l'engorgement de leur base eût pu faire diagnostiquer des ulcères syphilitiques primitifs; il est même probable que Rossignol, qui n'a pas distingué sur le col les deux espèces de chancres, attribuait cette induration à la syphilis. Ce n'est pas ici le lieu de parler de l'induration dans les chancres infectants du museau de tanche; nous aurons à traiter cette question dans le chapitre suivant. Qu'il nous suffise de dire ici que le chancre syphilitique du col ne semble presque jamais induré. Comme d'autre part les chancres simples peuvent le paraître (les trois exemples précédents en sont la preuve), concluons que l'induration dans les ulcères chancreux de la matrice est un signe de nulle valeur, capable seulement d'induire en erreur, et que, par conséquent, il il ne doit pas même être recherché.

Sécrétion. — Les chancres simples du col sécrètent du pus en abondance, relativement à leur étendue; mais relativement à la région, cette sécrétion est tout à fait insignifiante; cette grande suppuration, qui est un des bons caractères du chancre simple de siége commun, perd toute valeur quand elle se produit sur le col; elle disparaît alors au milieu des liquides utérins et vaginaux, et ce n'est jamais elle qui peut mettre sur la trace d'un chancre profond.

Quelques observateurs ont cru pouvoir arriver au diagnostic des ulcérations vénériennes par l'examen microscopique du pus que fournissent ces ulcérations. M. Donné, entr'autres, s'est cru autorisé à conclure à l'existence d'un chancre, quand le pus contenait des animalcules du genre vibrio-linéola, décrits par Müller. Ce signe serait bien précieux pour distinguer les ulcères du col les uns des autres. Malheureusement M. Lébert (Physiol. path, p. 231) a trouvé ces animalcules dans toute espèce de pus exposé à l'air pendant quelque temps.

2e *période.* — *Période de réparation.* — Le chancre du col demeure très-peu de temps dans l'état où nous venons de le décrire, si peu de temps même qu'il est rare de le retrouver à un second examen tel qu'on l'avait laissé à un premier. Sans doute, nous ne saurions indiquer la durée exacte de cette première période, puisque nous n'avons jamais suivi de chancre dès son début; mais elle doit être bien courte, car à peine l'a-t-on observée, qu'elle est déjà sur sa fin. On peut voir ce fait signalé dans toutes nos observations sans exception ; il est vraiment frappant. Après cinq ou six jours en moyenne, le chancre est presque toujours méconnaissable; dans quatre cas, il avait perdu tous ses caractères après deux jours.

Cette modification n'est pas seulement rapide, elle est encore brusque, au moins, pour l'observateur; c'est un véritable changement à vue. Quelle physionomie prend donc le chancre dans cette dernière phase, la phase de réparation? Dans toutes nos observations, nous le voyons devenir franchement papuleux, s'il ne l'était déjà. Ses bords s'affaissent, se confondent avec le reste de l'ulcère, lequel cependant continue à être limité par une collerette rouge. Le fond, d'abord grisâtre, prend bientôt une teinte rosée plus ou moins franche. Le chancre rappelle alors par son aspect soit une ulcération granuleuse d'origine inflammatoire, soit une syphilide papuleuse, soit même une syphilide simplement érosive, quand la fin de cette période approche. Il n'est plus représenté alors que par une surface rosée ou opaline de plain pied avec la muqueuse environnante; il n'a plus de caractères. S'il est observé pour la première fois à ce moment, on conçoit la difficulté du diagnostic.

Le chancre met à se réparer un temps très-court; car une fois en bonne voie, il ne s'arrête ordinairement pas. Cette période, si courte qu'elle soit, est cependant beaucoup plus longue que la période d'état; elle dure d'ailleurs un temps variable selon les cas, mais proportionnel en général à l'étendue de la lésion. Dans nos observations, il a fallu trois semaines en moyenne pour que la réparation fût complète. Une fois guérie, la plaie chancreuse a complètement disparu; elle ne laisse aucune trace sur le col; toutes nos observations témoignent de ce fait, chaque fois que le chancre a pu être suivi jusqu'à entière cicatrisation. Ce caractère négatif distingue le chancre utérin du chancre simple des parties externes, lequel laisse toujours une cicatrice plus ou moins durable. L'absence de cicatrice est due probablement à ce que sur le col l'ulcération chancreuse est très-superficielle; peut-être doit-on aussi invoquer pour l'expliquer les propriétés hyperplasiques si remarquables de l'utérus.

Une fois que le chancre utérin a commencé à se réparer, nous venons de voir que cette réparation marchait régulièrement et d'une seule tenue jusqu'à la guérison complète. Nos observations ne signalent aucune exception à cette règle. Il paraît cependant que dans quelques cas on a vu le travail de cicatrisation se suspendre et l'ulcération envahir de nouveau les parties qu'elle avait quittées. Voici deux observations qui témoignent de la réalité de cette marche rétrograde.

Obs. VIII. — (Empruntée au mémoire de Ricord sur quelques faits observés à l'hôpital des vénériens. — Mém. de l'Acad. royale de méd., t. II, p. 169.)

Une fille de police, en traitement depuis plus d'un mois pour une ulcération saillante, mais peu étendue, de la commissure gauche des lèvres du museau de tanche, ayant en même temps un peu de catarrhe utérin, opaque, légèrement purulent, sans sécrétions vaginales très-prononcées, fut examinée au spéculum le jour de sa sortie. La vulve fut trouvée saine, ainsi que les parties voisines et le vagin; le col de l'utérus était sain aussi et d'un volume normal; l'ulcération de l'orifice n'était pas complètement cicatrisée; *il restait un point de l'étendue de la tête d'une grosse épingle*, qui nous parut pourtant près de se cicatriser; les mucosités, que laissait échapper l'utérus, étaient transparentes. La malade fut considérée comme guérie, et je la renvoyai. Un étudiant en médecine de mes élèves, qui l'avait connue, et qui depuis longtemps n'avait pas vu de femmes, a des rapports avec elle et contracte un ulcus elevatum à la base du gland, et un bubon. La malade revint à l'hôpital le surlendemain; nous l'examinâmes avec soin au spéculum, et nous ne trouvâmes rien à l'extérieur ni à l'entrée de la vulve; le vagin était encore sain; mais le col de l'utérus était rouge; il semblait un peu gonflé; *la cicatrice de l'ulcération rompue, et celle-ci, doublée d'étendue*, sécrétait une matière puriforme. La malade fut gardée à l'hôpital, et renvoyée plus tard parfaitement guérie.

Obs. IX. — Chancre récidivant. (Després, Traité iconographique, p. 90.)

La nommée Hilda M..., 18 ans, entre à l'hôpital de Lourcine, le 14 décembre 1867, salle Saint-Alexis, n° 1.

Cette fille a, depuis un an seulement, un amant avec lequel elle a eu des relations suivies pendant deux mois, puis elle est restée huit mois sans avoir de rapports avec lui. Vers les derniers jours d'octobre, de nouveaux rapports ont eu lieu. A partir de ce moment, la malade a perdu en blanc un peu plus que de coutume; elle perdait, en effet, un peu avant et après ses époques.

La malade est grasse, assez fraîche, elle porte l'empreinte d'une riche santé. Elle n'a jamais été malade et n'a point eu d'enfant.

Ses règles sont venues normalement il y a huit jours; le dernier rapport sexuel a eu lieu avant les règles. La malade dit qu'elle a eu des écorchures à la vulve il y a quinze jours ou trois semaines.

Le 17 décembre, à l'examen, on trouve sur la fourchette, et dans le pli génito-crural du côté gauche, des ulcérations peu profondes, à bords taillés à pic et à fond jaune grisâtre; la grande lèvre du côté gauche n'est pas aussi tuméfiée qu'à droite.

A l'examen au spéculum, on trouve un peu de liquide blanc jaunâtre dans le vagin, qui néanmoins n'est pas rouge. Sur le col il y a trois ulcérations réunies autour de l'orifice ; ces ulcérations sont peu profondes, les bords en sont rouges, dentelés et comme taillés à pic. Le col laisse écouler un liquide clair analogue à du blanc d'œuf. Le col est gros, violacé et mou. La malade ne se plaignait pas de souffrir dans le ventre; elle n'accusait de douleurs qu'aux parties externes.

Cautérisation avec le pinceau trempé dans la solution saturée de chlorure de zinc, ce qui donne immédiatement à l'ulcère une coloration blanchâtre. La malade prend les injections d'alun froides, quotidiennement données à l'hôpital : cautérisation des chancres vulvaires.

Le 30, la malade est examinée ; on trouve sur le col des eschares blanches se détachant dans l'ulcère dont le fond est rouge et saigne assez facilement. Le col est moins violacé et moins gros; mêmes injections.

Le 24, les eschares sont détachées, et on voit sur le col une surface rouge rappelant la forme du chancre, et présentant plusieurs points plus rouges, correspondant aux points les plus creux de l'ulcération. Mêmes injections; les chancres vulvaires sont guéris. Il reste une surface en voie de réparation.

Le 31 décembre, le col est revenu à son volume normal ; sa surface rouge a peu diminué, mais son contour est de niveau avec la surface du col, et n'est point boursouflé, sauf en un point.

Un tampon d'alun est placé sur le col et laissé vingt-quatre heures en place ; mêmes injections.

Le 7 janvier, le col est dans le même état d'ulcération, le fond de l'ulcère, toujours rouge, commence à pâlir à son contour.

Le 14, une rougeur du col, avec quelques points foncés gros comme une petite tête d'épingle, marque la place de l'ulcération. Pendant l'examen, il coule quelques gouttes du liquide utérin normal, le col de l'utérus offre une coloration un peu violette; cela tient à l'état congestif qui précède les règles.

Le 21, même état; il y a des lignes blanches cicatricielles qui interrompent le fond rouge de l'ulcération ; sur ces lignes, on voit quelques vaisseaux qui rayonnent à partir de l'orifice utérin. Mais, en avant, sur la lèvre antérieure, et se prolongeant dans le col, il y a une rougeur un peu boursouflée. Les règles ont manqué, il y a depuis huit jours des douleurs de tête; sinapismes aux cuisses, mêmes injections.

Le 28, l'ulcère est rétréci, il coule du liquide utérin normal. On ne cautérise pas, parce la malade est sous l'imminence de ses règles, et qu'on craint de faire à ce moment une cautérisation intra-utérine.

La malade reste dans le service pour être surveillée jusqu'au moment de ses règles. Pendant le mois de février, la malade est soumise aux injections chaudes ; le col, examiné tous les huit jours, présente le même aspect.

Le 20 février : règles.

Le 2 mars, à l'examen, on trouve *sur la place où l'ulcère persistait sous forme de rougeur un peu fongueuse, deux petits chancres mous*, et l'ulcère offre un fond un peu plus foncé ; la malade ne souffre pas.

Cautérisation avec le pinceau fin imbibé de solution saturée de chlorure de zinc, des ulcères chancreux ; injections chaudes matin et soir.

Le 17, la malade est examinée ; le col est cicatrisé, le liquide utérin qui s'écoule du col est normal.

La malade sort guérie le 21 mars.

M. Desprès attribue la réapparition de ce chancre à

ce que le fond d'une glandule était resté chancreux, et que peu à peu l'ulcère a gagné sur la surface de la plaie du col en voie de réparation.

Variétés.—Tel que nous le connaissons par les descriptions des auteurs et nos observations, le chancre utérin est un et ne peut être subdivisé en plusieurs variétés; non pas que tous les chancres simples du col se ressemblent absolument; nous avons au contraire signalé les différences qu'ils peuvent présenter sous le rapport de la forme, de l'aspect, de la coloration, etc.; mais ces quelques différences, si importantes qu'elles soient au point de vue du diagnostic, ne sont pas en réalité bien profondes. M. Bernutz cependant, dit avoir observé des chancres utérins qui s'écartaient assez du type ordinaire pour devoir être décrits à part. Nous croyons nécessaire de rapporter en abrégé sa description.

M. Bernutz décrit trois formes de chancres du col, tous auto-inoculables :

1° Les chancres proprement dits, qui présentent tous les caractères du chancre classique ;

2° Les chancres diphthéritiques ;

3° Les chancres ulcéreux.

Laissons de côté pour le moment cette dernière espèce de chancre ; nous la retrouverons au chapitre des complications à propos du phagédénisme.

Les chancres diphthéritiques de M. Bernutz, seraient d'après lui, très-fréquents; il en a observé 7 cas. Ces chancres seraient tellement différents du chancre vulgaire qu'ils sembleraient devoir plutôt être rapprochés de certaines affections secondaires que des accidents primitifs. Ici, on le voit, M. Bernutz considère ces chancres comme syphilitiques ; mais il prend soin de dire plus loin qu'ils sont auto-inoculables ; ce seul caractère nous permet de les ranger au milieu des chancres simples. Ces chancres simples donc, si différents des autres, ont pour caractère fondamental une sorte de production couenneuse d'un gris blanc jaunâtre, qui au lieu de tapisser une excavation, se projette en saillie légèrement mamelonnée sur des bords rouges saillants eux-mêmes au-dessus des parties voisines saines. Ils persistent souvent ainsi très-longtemps jusqu'à la réparation, où la production couenneuse se partage en divers segments irréguliers, assez semblables eux à des chancres externes, mais qui en quelques jours ont bientôt disparu. Ils se présentent dans leur longue évolution sous cinq états différents dont chacun peut être cause d'erreurs de diagnostic.

Première période ; très-courte : agglomération confluente de vésicules, semblables à celles qu'on observe après une inoculation artificielle ; elle peut être confondue avec une plaque d'herpès surtout phlycténoïde ; mais les vésicules d'herpès sont plus minces ; la sérosité qu'elles contiennent est plus transparente ; elles sont entourées d'une auréole étalée, non saillante, rouge pâle ; elles ne sont pas inoculables ; au bout de quelques jours, il reste une érosion superficielle, tandis que c'est une production couenneuse qui succède à la première période du chancre diphthéritique.

Deuxième période, de progrès ; cette production couenneuse d'un blanc grisâtre, spongieuse, peut faire ensuite, à cause de sa couleur, confondre le chancre : 1° avec l'œdème du col ; 2° le psoriasis du col (diphthéritite de Boys de Loury et Costilhes) ; 3° la gangrène pultacée; 4° une plaque muqueuse opaline. Ce dernier diagnostic est difficile.

Troisième période, d'état. Dans la période d'état, la plaque couenneuse plus ferme, plus résistante, plus épaisse, mamelonnée, a pris une teinte d'un blanc jaunâtre ocreux tellement spéciale qu'elle ne peut être confondue avec aucune des affections qui précèdent.

Quatrième période, de réparation. Dans certaines circonstances, les ulcérations se hérissent de sortes de condylomes muqueux, et pourraient d'autant plus facilement être confondues avec une ulcération cancéreuse ou épithéliale, que ces sortes de végétations reposent sur une base légèrement indurée. Mais la marche du cancer est toute différente ».

On le voit, par cet exposé, M. Bernutz cherche à séparer nettement ces chancres diphthéritiques des chancres vulgaires. Cependant nous ne trouvons dans sa description rien qui diffère essentiellement de celle que nous avons donnée de ces derniers. M. Bernutz a voulu ranger sous deux dénominations différentes, les ulcérations chancreuses qui ne sont recouvertes d'aucun enduit pseudomembraneux, et celles qui sont recouvertes pendant un temps de leur évolution d'un exsudat adhérent. Nous avons au contraire confondu ces deux états dans une description commune, pensant qu'il n'y avait entre eux qu'une simple différence d'aspect peu importante, et ne croyant devoir rattacher la pseudomembrane qui peut tapisser les chancres du col, ni à un état général particulier, ni à un état local spécial.

Nous avons voulu éviter de nous servir de ce mot « diphthéritique », qui éveille toujours l'idée d'une affection générale, grave, et qui, selon nous, devrait toujours être réservé pour désigner la maladie spéciale décrite par Trousseau.

Symptômes fonctionnels. — On a appelé le chancre du col le chancre larvé de la femme, comme le chancre endo-uréthral est le chancre larvé de l'homme. Mais si le chancre uréthral échappe à la vue, il accuse au moins son existence par quelques signes rationnels, tels qu'un écoulement à caractères spéciaux, un peu de douleur localisée, etc. Le chancre du col au contraire n'a aucun symptôme fonctionnel ; en particulier, il est absolument indolent. Cette indolence ne doit d'ailleurs pas nous étonner, et cela pour deux raisons : la première, c'est que le chancre simple, en quelque point qu'il siége, pourvu qu'il soit soustrait aux froissements extérieurs est à peine douloureux (à moins de complications, bien entendu) ; la seconde, c'est que le col de la matrice est un organe remarquablement insensible.

L'indolence absolue de l'ulcère chancreux de la matrice a des conséquences très-remarquables et dignes d'attirer l'attention. En premier lieu, si la femme ne souffre pas, si elle n'éprouve ni sensation pénible localisée au bas-ventre, ni irradiations douloureuses périphériques, comme la lésion est cachée à ses yeux, elle ignorera absolument son mal, continuera à avoir des rapports sexuels, et deviendra sans le savoir ni le vouloir une source de contagion. En second lieu, si le chancre n'avertit pas de sa présence, nous ne pouvons le découvrir que par hasard ; il faut que nous soyons forcés, pour une raison quelconque mais toute différente, de passer une femme au spéculum, pour trouver sur elle un chancre utérin. Cette condition, imposée à la constatation de ce chancre, nous montre assez clairement combien de ces affections doivent passer inaperçues, et comme il nous est difficile, d'en connaître la fréquence réelle.

Lésions concomitantes. — Quand on trouve une ulcération chancreuse sur le col utérin, il est extrêmement rare de n'en rencontrer que là. Dans l'immense majorité des cas, au contraire, on en trouve d'autres à la vulve, parfois même, mais exceptionnellement, dans le vagin.

Un mot tout d'abord sur les chancres vaginaux.

Nous avons vu combien ils sont rares; ceux qu'on rencontre ont été inoculés par les chancres du col. « Les chancres profonds du vagin, dit M. Rollet, sont infiniment plus rares que ceux du col de l'utérus; on en a néanmoins des exemples. Comme chancres larvés, ils ont le droit de figurer à côté des ulcérations chancreuses du col; mais au point de vue pratique, ils ne diffèrent pas de ceux de la vulve ou des limites de la vulve et du vagin ». Nous ne saurions souscrire entièrement à cette dernière proposition. Les ulcères chancreux du vagin ne diffèrent guère il est vrai, par leurs caractères extérieurs de ceux qu'on trouve sur la vulve, non plus d'ailleurs que les ulcères chancreux du col; mais ils ressemblent tout à fait à ces derniers par la rapidité de leur marche et de leur guérison. Voici trois observations où cette marche est nettement indiquée.

Obs. X. — Deux chancres sur le col. Chancres successifs du vagin et de la fourchette.
(Observation recueillie dans le service de M. Fournier.)

B. (Odile), 22 ans, couturière, entre le 3 octobre 1871 à Lourcine, service de M. Fournier, salle Saint-Jean, n° 1.

Cette malade vient à l'hôpital pour un bubon inguinal. Nous trouvons à la fourchette un large chancre simple en réparation, et un second au périnée.

Sur le col, deux chancres en réparation, papuleux, élevés, à teinte rose jaunâtre; érosion sur le côté gauche du vagin près du col, difficile à voir. Ces deux chancres du col sont constitués par deux ulcérations excentriques, situées sur la partie latérale gauche du col, isolées, l'une de la dimension d'un pois, l'autre de la dimension d'un haricot. L'érosion du vagin correspond aux chancres du col; elle est superficielle, un peu papuleuse et nous croyons que c'est un chancre successif du vagin.

Le 17. Aujourd'hui les chancres du col ont disparu, sans jamais avoir été pansés; on n'aperçoit plus à leur place que deux petites taches, l'une qui n'est qu'un point rouge, l'autre qui a la largeur d'une tête d'épingle.

Le 21. Tous les chancres sont guéris, sauf celui du périnée qui est encore assez creux.

Le 31. Guérison. Exeat.

Obs. XI. — Chancre du col. — Chancres successifs de la fourchette et du cul-de-sac postérieur du vagin. (Observation recueillie dans le service de M. Fournier.)

V. Rosita, âgée de 22 ans, entrée à Lourcine dans le service de M. Fournier, salle Saint-Clément, 27, le 4 mai 1869.

Cette femme dit n'avoir jamais eu de maladies vénériennes; elle a eu trois enfants, le premier à 15 ans. Elle est à Paris depuis trois mois; se dit malade depuis huit jours seulement.

Etat actuel. Dans le pli génito-crural gauche, ulcération très-creuse, à fond jaunâtre, à base molle, de l'étendue d'une pièce de 50 centimes. Sur la partie interne de la fesse, correspondant à l'ulcération, huit petites érosions chancreuses. Un ganglion douloureux à la pression dans l'aine gauche. Vulve saine. Rien à l'anus.

Diagnostic. Chancres simples.

A l'entrée du vagin, deux chancres simples, dont l'un siége à la fourchette.

Au spéculum, on trouve un chancre occupant tout le pourtour de l'orifice du col, semblant se prolonger dans son intérieur, et s'étendant davantage sur la lèvre inférieure. Dans le cul-de-sac postérieur du vagin, trois petits chancres, gros chacun comme un pois.

Pansement au nitrate d'argent; injections froides : quatre pilules de Valette.

Le 13. *Statu quo* pour les chancres.

Le 17. Les chancres extérieurs vont mieux; ceux de l'entrée du vagin, mal pansés, se sont élargis.

Le chancre du col est complétement modifié; il ne reste qu'une petite surface papuleuse sans le moindre caractère; nous ne retrouvons même plus les chancres du cul-de-sac postérieur du vagin, ou plutôt ils ne sont reconnaissables que par des surfaces rouges.

Le22. Chancres du pli génito-crural presque cicatrisés. Chancres de l'orificedu vagin très-creux.

Sur le col, petite surface papuleuse grise, n'occupant plus qu'un quart de la lèvre inférieure et se cicatrisant en s'éloignant de l'orifice. Il ne reste plus rien sur la lèvre supérieure, et, par conséquent, l'orifice du col est complétement dégagé. On ne trouve plus même de traces des petits chancres du vagin.

Le 24. Le chancre du col est devenu grisâtre, papuleux; ceux du vagin sont guéris. Cautérisation.

Le 28. A l'entrée du vagin, il reste encore deux chancres assez creux.

Le chancre du col, réduit de dimensions, se présente sous forme d'une surface papuleuse presque blanche.

Le 31. Chancres de l'entrée du vagin encore larges, en réparation; ganglions inguinaux fortement développés. Cicatrice du chancre génito-crural. Chancre du col diminué, figurant simplement une papule grisâtre.

7 juin. Chancre du col stationnaire.

Le 12. Il s'est produit, par inoculation, un nouveau petit chancre anal.

Le 14. Le chancre anal n'est plus large que comme une lentille.

Le 21. Chancre du col absolument guéri. (La fin de l'obs. ne se rapporte plus au ch. du col.)

Les chancres du cul-de-sal vaginal sont évidemment des chancres successifs, dont ils ont tous les signes : ils sont multiples, de petit volume, voisins d'un chancre volumineux, et se guérissent avant de prendre tout leur développement.

Obs. XII. — Deux chancres du col. Chancres du cul-de-sac postérieur du vagin, de la vulve, de l'anus et chancres folliculaires du périnée abortifs. Inoculation positive avec le pus du col. (Observation recueillie dans le service de M. Fournier, par M. Curtis, interne.)

B. (Clémence). 21 ans, entre le 3 octobre 1868 à la salle Saint-Clément, n° 44.

Pas de maladies vénériennes antérieures; s'aperçut il y a huit jours qu'elle tachait son linge et commença à souffrir en urinant; elle n'a fait aucun traitement. Bien réglée habituellement, ses règles ont cessé il y a quatre ou cinq jours; elle n'a jamais été enceinte. Derniers rapports sexuels il y a huit jours.

Le 5. Etat actuel. Aucun œdème à la vulve; mais sur la face cutanée des grandes lèvres et dans les plis génito-cruraux, confluence extrême de petites papules rosées, grosses comme des têtes d'épingle; quelques-unes de ces lésions sont à l'etat de vésicules, d'autres constituent de petites pustules, d'autres sont recouvertes d'une petite croûte jaunâtre, d'autres enfin sont le siége. à leur sommet, d'une ulcération petite mais creuse. Plusieurs de ces petites plaies sont très-creuses. Ces lésions siégent au niveau des follicules pileux. Ce sont des folliculites très-confluentes, converties ou en train de se convertir sur un très-grand nombre de points en de petits chancres simples. Quand on écarte les petites lèvres, on trouve la vulve baignée de pus. A la face interne de la petite lèvre gauche, assez profondément, existe un chancre simple, arrondi, large comme une pièce de 4 sous. A droite, près du méat, deux autres petits chancres simples moins creux. Une érosion peu étendue, superficielle, à la fourchette. Chancre simple à l'anus, en arrière, pénétrant dans l'orifice de l'anus, large comme une amande quand on l'étale, irrégulier, creux. Adénopathie faible dans les aines; de chaque côté deux ou trois petits ganglions indolents. Souffrances assez vives à la vulve et à l'anus.

Au spéculum, on trouve une sécrétion purulente, abondante au fond du vagin. Sur la lèvre postérieure du col, deux plaies, larges chacune comme un haricot, l'une bordant l'orifice, l'autre un peu en arrière.

Leur surface n'est ni creuse ni irrégulière, mais leur coloration est d'un jaune qui tranche très-nettement sur la coloration rosée normale du reste du col. Ces lésions ont des limites très-nettement circonscrites, sauf pour l'une d'elles qui se perd dans l'orifice du col.

Diagnostic. Chancres simples de la vulve, du col et de l'anus. Multiplication des chancres par folliculites ; production de chancres folliculaires extrêmement nombreux.

Inoculation avec le pus du col.

Le 6. Aujourd'hui les plis génitaux-cruraux qui sont pourvus de poils et toute la marge de l'anus sont le siége d'une multitude de petites érosions papulo-ulcéreuses avec rougeur périphérique ; nous en comptons au moins 70 ; ce sont des chancres secondaires, abortifs, types.

Les chancres du col sont *saillants* d'un millimètre au moins, absolument jaune paille sale, à surface absolument unie, lisse, encadrés d'un peu de rougeur.

De plus, dans le cul-de-sac postérieur du vagin (fait rare), on découvre trois ulcérations se présentant sous l'aspect suivant : ce sont des *élevures* papuleuses grosses comme des lentilles, érodées, grises, *lisses*, n'ayant nullement l'aspect des chancres extérieurs. La partie antérieure du vagin, examinée avec grand soin, est saine.

L'inoculation paraît dès aujourd'hui positive. Elle a été faite hier matin avec le pus du chancre qui pénètre dans l'orifice du col, râclé avec l'extrémité d'un bistouri boutonné.

Le 7. Les plaies du col et du vagin se détergent déjà et se réparent.

Inoculation positive ; on détruit la pustule avec le caustique carbo-sulfurique de Ricord.

Le 13. La plaie d'inoculation est parfaitement détruite ; à part quelques-uns, trois ou quatre, tous les chancres secondaires de la région anale et des plis génito cruraux sont avortés. Aujourd'hui, il ne reste plus à leur place que de petites papules qui simulent des syphilides granulées. Il ne reste plus sur le col qu'une petite papule, large comme un grain d'orge, à centre un peu jaune et à collerette rouge.

Le chancre anal est largement ouvert.

Le 16. Tous les chancres abortifs sont cicatrisés ; il ne reste que : 1° le chancre anal qui va mieux ; 2° un petit chancre au périnée. Guérison absolue du col et du vagin.

Le 20. Il ne reste plus de trace du chancre utérin.

Le 23. Tout va très-bien ; tous les chancres sont cicatrisés, sauf quelques érosions anales.

Le 27. Il ne reste qu'une petite érosion anale insignifiante. Guérison. Exeat.

Avec le chancre du col coexistent presque infailliblement des chancres vulvaires ; sur nos 25 cas, 23 fois cette coïncidence s'est trouvée réalisée. Un certain nombre de ces chancres extérieurs sont contemporains de l'ulcère utérin et se sont produits à la suite du coït même ; mais quelques-uns dépendent évidemment de l'inoculation sur la région vulvaire du pus qui s'écoule du col ; c'est surtout la fourchette qui s'inocule de cette façon ; sur 60 cas de chancre utérin observés par Sirus Pirondi, 58 fois des chancres semblables coexistaient à la fourchette ; nos observations nous donnent à peu près la même proportion. « Il en est de ces chancres vulvaires postérieurs chez la femme, dit M. Rollet, à l'égard des chancres utérins, comme des chancres de la couronne du prépuce chez l'homme à l'égard des chancres uréthraux ou sous-préputiaux profonds ; les premiers naissent habituellement des seconds, et sont les résultats d'inoculations successives ». La preuve que les ulcères chancreux de la fourchette reconnaissent bien cette origine, c'est d'une part leur siège constant, et d'autre part leur étendue minime, caractéristique des chancres abortifs. Ce rapport de cause à effet entre les ulcérations chancreuses du col et celles de la commissure postérieure de la vulve, commande l'examen au spéculum du museau de tanche, chaque fois que ces dernières sont observées.

La vulve ou la région périvulvaire peut en même temps être le siége d'une éruption d'herpès ; mais l'herpès serait, si nous nous en rapportons à nos observations, plus souvent symptomatique du chancre infectant ; nous en reporterons l'étude au chapitre suivant.

Complications. — Le chancre simple de siége vulgaire est exposé à d'assez nombreuses complications ; ces complications, toutes locales, sont ou bien des épiphénomènes de l'ulcère spécifique, comme l'inflammation et le phagédénisme, ou bien des irradiations inflammatoires sur le système lymphatique de la région, comme le bubon.

On pourrait s'attendre à retrouver, à propos des chancres du col, ces mêmes complications qu'on observe partout ailleurs ; ce serait cependant une présomption mal justifiée. C'est à peine si nous avons trouvé dans les auteurs la simple mention de ces accidents; plusieurs même ne se produisent probablement jamais, ou du moins n'ont jamais été observés avec certitude.

Du reste, ce privilége du chancre utérin n'échappe pas à toute explication. La situation profonde de la lésion, son évolution rapide, etc., la soustraient sans aucun doute à beaucoup des causes qui produisent d'ordinaire les complications dont je parle.

L'inflammation, par exemple, qui peut, il est vrai, s'emparer d'un chancre spontanément sans y être provoquée par rien, est pourtant appelée d'habitude par des irritations locales, dont les plus communes et les plus actives sont : l'absence de pansements ou les pansements mal faits, l'emploi de mauvais topiques, surtout de corps gras, de pommades mercurielles, les cautérisations faites hors de propos, les frottements produits par les vêtements, etc., etc. Eh bien, il est évident que le chancre utérin échappe absolument à toutes ces causes. Il n'est pas soustrait, il est vrai, à l'influence des causes internes; mais on sait que ces dernières sont beaucoup moins puissantes que les précédentes, et encore échappe-t-il d'ordinaire à la plus puissante d'entre elles, je veux parler de l'alcoolisme chronique ou aigu exceptionnel chez la femme.

Pour toutes ces raisons, le chancre du col ne doit présenter les signes de l'inflammation, que quand il siége sur un utérus préalablement malade.

Phagédénisme. — Le phagédénisme du col a-t-il été observé à la suite d'un chancre simple? Aucune de nos observations n'en fait mention. Cependant plusieurs auteurs l'admettent. Rollet, dans son Traité des maladies vénériennes, dit « qu'il existe des observations de chancres phagédéniques ayant détruit le col. » Mais il les considère comme très-exceptionnels. M. Bernutz distingue, comme nous l'avons dit, trois formes de chancres du col, tous auto-inoculables : le chancre proprement dit, le chancre diphthéritique et le chancre ulcéreux. Cette dernière forme, dont nous ne nous sommes pas encore occupé, offre beaucoup des caractères du phagédénisme; c'est un « ulcère rongeant, offrant l'aspect d'une ulcération envahissante de mauvaise nature ; » il évide le col « comme chez l'homme certains chancres évident le méat, » et détermine la formation « d'un entonnoir fongueux à base vaginale. » Tous ces traits le « rapprocheraient sans doute des ulcérations phagédéniques, si ce n'était sa rapide guérison. » On le voit, M. Bernütz lui-même ne consent pas à ranger parmi les chancres phagédéniques ce chancre, dont il n'a, du reste, observé qu'un cas. Mais certains auteurs sont moins circonspects. M. Després, entre autres, ne semble pas considérer le chancre phagédénique comme très-rare; il dit l'avoir observé 7 fois; il en donne même deux spécimens dans les planches jointes à son Traité. Mais ces spécimens ne représentent pas pour nous des chancres phagédéniques ; ils n'en ont aucun des caractères; nous ne saurions les regarder que comme de grands chancres ; encore n'offrent-ils pas des dimensions exceptionnelles. Du reste, la description que M. Després en donne ne contient rien qui se rapporte au phagédénisme, rien qui ne convienne parfaitement aux chancres ordinaires : « Ce sont, dit-il, des ulcères un peu creux, à bords taillés à pic et un peu déchiquetés, étalés sur l'utérus tuméfié; le fond de l'ulcère est jaunâtre ; en plusieurs points on voit des parties rouges, des portions du tissu utérin à nu, saignant assez facilement, mais en petite quantité. Le pus, sécrété, n'est pas très-épais, le vagin en est plus ou moins rempli, et les parois de ce conduit sont rouges et présentent quelquefois des chancres d'inoculation. »

Nous le demandons, qu'y a-t-il de phagédénique dans tout cela? Rien, absolument rien; ces chancres ont tout l'aspect des chancres les plus vulgaires; ils en ont même la marche; car M. Després prend soin d'ajouter : « Les chancres phagédéniques du col ne sont pas aussi redoutables qu'on pourrait le penser, puisqu'ils peuvent s'arrêter seuls, le repos et les soins de propreté aidants. Ajoutons qu'une seule cautérisation en a souvent raison. » Voilà certes des chancres phagédéniques bien accommodants! Il est évident que M. Després s'est laissé entraîner à un abus de nomenclature. Qu'il nous soit permis de ne pas le suivre. C'est cependant sur les observations de M. Després que M. Mauriac paraît s'appuyer pour admettre des chancres phagédéniques utérins. « Parmi les chancres mous du col, dit-il, il y a aussi la variété phagédénique et diphthéritique qui dévore les tissus avec une grande rapidité. M. Després en a observé 7 cas. » Ce ne sont pourtant pas les chancres phagédéniques de M. Després qui rongent ainsi les tissus.

En somme, sauf l'observation de M. Bernutz, nous n'avons trouvé dans les auteurs, à propos du phagédénisme des chancres utérins, que des affirmations; peut-être doit-on accuser nos recherches d'avoir été insuffisantes ou malheureuses. Quoiqu'il en soit, nous

nous croyons autorisé à conclure que le chancre phagédénique du col est tout à fait exceptionnel, si tant est qu'il existe.

Bubon.—Le bubon est une des complications les plus fréquentes du chancre simple de siége commun, du chancre simple des organes génitaux externes; d'après une statistique de M. Fournier, sur 209 malades affectés de ces chancres, 65, c'est-à-dire un peu moins du tiers, ont eu un bubon. On serait tenté de supposer que les chancres du col doivent provoquer cet accident aussi fréquemment, et on pourrait s'attendre en particulier à les voir retentir sur les ganglions du petit bassin et y déterminer des adénites suppurées, de véritables bubons pelviens, pouvant déterminer des pelvipéritonites. Tout, en effet, semble de nature à justifier cette présomption. En premier lieu, la muqueuse du col utérin est très-riche en vaisseaux lymphatiques; ils y forment un réseau extrêmement fin. Or, on sait que plus une région est largement pourvue de vaisseaux absorbants, plus les chancres qui s'y développent ont chance de provoquer une adénite; je n'en veux pour exemple que les chancres du frein qui offrent si souvent cette complication. En second lieu, les lymphatiques du col, ainsi que les lymphatiques des deux tiers postérieurs du vagin se rendent dans les ganglions hypogastriques. Cependant, les faits ne semblent pas d'accord avec les idées suggérées par la théorie, ni en ce qui concerne la fréquence, ni en ce qui concerne le siége du bubon lié au chancre utérin.

Occupons-nous d'abord de cette question de siége.

» Je suis étonné, dit M. Mauriac, que les chancres mous des parties profondes du vagin, que ceux du col et des cavités utérines ne donnent pas de bubons intra-pelviens. Il y a là un point obscur dans l'histoire de cette ulcération vénérienne. »

Il est certain, en effet, que dans l'immense majorité des cas, les malades ne se plaignent d'aucune douleur dans le bassin ; on peut impunément palper le bas-ventre, exercer même sur lui une pression assez forte sans que la femme se plaigne; on ne perçoit jamais davantage de tumeur pendant ces explorations ; M. Fournier a fait ces recherches plusieurs fois et toujours sans succès.

D'autre part, nous ne possédons encore, à l'heure qu'il est, aucune autopsie qui ait mis à découvert une adénite pelvienne liée à un chancre du col. Mais si on n'a jamais vu l'ulcération chancreuse retentir sur les ganglions hypogastriques, M. Bernutz l'a vue bien évidemment retentir sur le péritoine. Est-ce par l'intermédiaire d'un ganglion enflammé que l'inflammation s'est propagée jusqu'au péritoine, nous ne saurions le dire; quoiqu'il en soit, l'observation de M. Bernutz nous semble ici à sa place naturelle, et nous la rapportons en entier à cause de son importance et malgré sa longueur.

Obs. XIII. — (Bernutz, Cliniq. méd. des mal. des femmes.) Chancres de la vulve. Chancre diphthéritique à la période d'état placé sur le col utérin. Pelvipéritonite. Amélioration à la suite d'applications de sangsues. Anémie. Douleurs névralgiques. Amélioration lente. Apparition des règles, et, à partir de ce moment, cessation des accidents pelviens. Guérison de la pelvipéritonite, mais persistance de l'anémie.

Le 4 décembre 1855, entre à Lourcine, salle Saint-Clément, n° 52, R.... (Victorine), âgée de 17 ans, née dans un bourg du département de l'Oise, à Paris depuis quelques mois seulement, dont le père est mort d'une maladie aiguë indéterminée, mais dont les autres parents, mère, frères, sœurs, jouissent tous d'une bonne santé.

Elle a toujours été elle-même, dit-elle, d'une bonne santé dans son enfance, elle n'a eu en particulier ni engorgement du col, ni ophthalmies, ni aucune affection qui puisse être rapportée à la scrofule. Sa santé est restée bonne jusqu'à l'âge de 15 ans, où alors elle devint pâle, fut sujette à d'assez fréquentes envies de vomir et à des douleurs de reins qui se reproduisaient à différents intervalles, mais sans que la malade ait pu nous dire si ces intervalles étaient réguliers ou rares. Au mois de juin dernier, elle n'avait encore que 17 ans à cette époque, les douleurs de reins, au lieu de se calmer au bout de quelques jours comme à l'ordinaire, persistent et durent tout un mois. Elles sont suivies de la première apparition des règles, dont l'écoulement dure quatre jours. Un peu moins d'un mois après, au commencement d'août, après quelques douleurs de reins, la seconde menstruation se produit, dure quatre jours comme la première, et n'est pas suivie de flueurs blanches notables. C'est quelques jours après cette seconde menstruation que cette femme est venue à Paris, où, depuis son arrivée, elle n'a pas eu une seule fois ses règles.

Avant cette arrivée à Paris, et même assez longtemps avant sa première menstruation, cette jeune fille avait eu d'assez nombreux rapports sexuels, mais elle n'avait jamais eu à la suite d'aucun de ceux-ci ni écoulement, ni ulcération des parties génitales. Elle est également restée, sans en présenter à Paris, pendant le temps assez court, pendant lequel elle a été continente, c'est-à-dire jusqu'au 15 septembre. Il y avait à peine quelques jours qu'elle avait eu des rapports sexuels qu'elle s'aperçut d'un écoulement jaune verdâtre, qui, pendant les premiers jours, lui causait de la cuisson lors de la marche, et de vives douleurs en urinant. Pour tout traitement, elle fit quelques injections alunées, mais n'en continua pas moins de vivre avec son amant. Dans le commencement de novembre, il y a un mois à peu près, elle vit de petites plaies se développer sur les parties génitales externes, il y a quinze jours seulement celles qui existent à la région anale. C'est alors que son amant est entré à l'hôpital du Midi.

Jusque-là notre malade n'avait eu que des douleurs locales, la santé générale était restée bonne; mais, depuis trois jours, elle a éprouvé tous les soirs de la lassitude, et, bien qu'elle ait conservé l'appétit, elle a eu un peu de fièvre, la déglutition est devenue difficile, douloureuse, elle sent que l'amygdale droite est augmentée de volume. Ce sont ces accidents qui ont décidé cette femme à entrer à l'hôpital, où elle présente l'état suivant :

Cette jeune fille, de petite taille, d'un embonpoint modéré, mais dont les muscles sont bien développés et les chairs assez fermes, paraît d'une bonne constitution. Les cheveux châtains, assez abondants, ne tombent pas ; sa peau est d'une teinte rosée générale, mais n'offre pas d'apparences de roséole ; elle ne présente ni ganglions cervicaux, ni sous-maxillaires. Cependant les deux amygdales, et notamment la droite, sont volumineuses ; elles sont toutes deux d'un rouge mat, lisse, uni ; on trouve sur la droite trois points d'un jaune pâle, ocreux, entourés d'une zone rouge assez vive, qui sont comme enchâssés dans l'amygdale et semblent recouverts par l'épithélium. Ils nous ont paru être des espèces d'acnés de l'amygdale.

L'examen des organes génitaux et régions circonvoisines fait constater dans l'aine droite, à la partie la plus interne et exactement au-dessous du pli de l'aine, un ganglion isolé, gros, assez dur, non douloureux.

Néanmoins, on ne trouve aucune lésion dans le pli génito-crural droit, tandis que dans le génito-crural gauche existent quatre chancres, dont trois petits, présentent les caractères des chancres folliculaires et ne sont pas indurés, le quatrième, au contraire, placé plus en dedans et au-dessous de la grande lèvre, offre une certaine induration, mais non complétement caractéristique. On trouve sur les petites lèvres trois chancres, un à gauche et deux à droite, assez petits, au commencement de la période de réparation, enfin à la marge de l'anus, deux condylomes, placés l'un en avant, l'autre en arrière de l'anus, dont les ulcérations chancreuses sont à la période d'état.

Le vagin, d'une teinte à peine plus rouge qu'à l'état normal, n'est aujourd'hui le siége que d'une sécrétion peu abondante. Le col utérin, petit, paraît normalement placé; son orifice, peu étendu transversalement, est légèrement entr'ouvert. Ce col utérin est le siége d'un chancre qui borde tout son orifice, ou plutôt d'un double chancre, dont l'un occupe la lèvre antérieure, l'autre la lèvre postérieure, et pénètre dans l'orifice utérin. Celui de la lèvre antérieure, arrivé à la période de réparation, ne présente plus de vestige de la fausse membrane diphthéritique qui a dû le recouvrir antérieurement; sa surface, d'un rouge un peu sombre, est parsemée de granulations d'un rouge plus vif. Au contraire, le chancre de la lèvre inférieure, arrivé à la fin de la période d'état dans une partie de son étendue, à la période d'élimination dans une autre, offre dans la première de celles-ci, qui borde l'orifice, ses caractères types. Cette partie du chancre, restée à la période d'état, est recouverte d'une fausse membrane ferme, solide, proéminente, de près de 0,001 au-dessus du niveau de la muqueuse, et rappelant assez bien les fausses membranes qui se produisent dans le croup, à l'exception, qu'au lieu d'être blanche, elle est d'un blanc jaunâtre, ocreux tout spécial. Cette fausse membrane, qu'on voit s'enfoncer dans la cavité du col, forme sur le bord inférieur de son orifice une zone irrégulièrement festonnée, à bords déchiquetés, et surplombe légèrement l'ulcération d'un rouge sombre, qui borde assez largement la production couenneuse. Cette dernière ulcération, tout récemment recouverte d'une fausse membrane, semblable à la plaque qui persiste le long de l'orifice, offre encore en effet en deux points de son étendue deux petits îlots pseudo-membraneux tout à fait semblables à la grande plaque. Ils en diffèrent seulement, en ce que chacun de ces fragments, assez fortement adhérents pour ne pouvoir être détachés avec le manche d'un pinceau, est traversé de distance en distance par des bourgeons charnus, d'un rouge vif et extrêmement fins. Les bords de l'ulcération, c'est-à-dire de la partie du chancre arrivée à la période d'élimination de la fausse membrane principale, sont irrégulièrement festonnés comme ceux de celle-ci; ils n'ont qu'une saillie à peine marquée au-dessus de la membrane muqueuse du reste du col qui est saine.

Prescription : protoidure, 0,05; matin et soir, injections alunées: fréquentes ablutions alunées dans la journée; bain chaque deux jours; quatre portions.

Le 8. — Hier soir, l'accès de fièvre, que la malade éprouve chaque soir, a été beaucoup plus violent; il a non-seulement été accompagné de céphalalgie, de douleurs dans les membres comme avant son entrée à l'hôpital, mais de coliques utérines très-pénibles et de très-vives douleurs dans les fosses iliaques, tandis que les coliques utérines, qui depuis quatre jours déjà s'étaient manifestées avec le mouvement fébrile, étaient très-légères. Ce matin, la fièvre a complètement cessé, mais la figure est fatiguée et la malade est obligée, pour se rendre au cabinet d'examen, de marcher à petits pas, le corps ployé en deux, en évitant de faire un mouvement quelconque un peu étendu, parce que chacun d'eux vient retentir douloureusement dans les deux fosses iliaques.

Nous trouvons que des quatre chancres du pli génito-crural, deux sont complètement cicatrisés, les deux autres en voie de cicatrisation, et qu'il en est de même des chancres des petites lèvres; les deux condylomes sont également en voie de guérison. L'état de souffrance de la malade nous empêche d'avoir recours au spéculum. Du vagin s'échappe un mucus opaque, jaunâtre, glaireux, qui semble venir de la cavité ultérine.

Le toucher permet de constater que le col est un peu tourné à gauche, que la pression, mais surtout que le moindre mouvement imprimé à cet organe, qui néanmoins paraît mobile, sont excessivement douloureux. La pression est pénible, seulement dans les culs-de-sac antérieur et postérieur, qui n'offrent aucune tension; elle est en outre très-douloureuse dans chacun des culs-de-sac latéraux, surtout dans le cul-de-sac droit, où existe une tension très-marquée, notablement plus grande qu'à gauche. On ne peut, toutefois, arriver à déterminer l'existence d'aucune tumeur dans les culs-de-sac vaginaux. Tout le fond du vagin est le siége d'une très-vive chaleur. La palpation abdominale est très-douloureuse, surtout au-dessus du pubis, un peu moins dans les parties latérales, d'où résulte une tension des muscles abdominaux, telle que le palper ne donne aucun renseignement. — Prescription : tilleul orangé, protoiodure de mercure, 0,05; vingt sangsues, dont douze sur la fosse iliaque droite, huit sur la gauche; porter ensuite la malade au bain; cataplasmes laudanisés, bouillons.

Le 9. — La malade a été un peu soulagée par les sangsues. Cependant le pouls reste aujourd'hui assez fréquent; la langue est sale, la bouche mauvaise, inappétence, soif vive; pas de nausées ni de vomissements; constipation. — Prescription : limonade, protoiodure de mercure, 0,05; cataplasmes laudanisés; repos absolu; diète.

Le 10. — La douleur a un peu augmenté dans la fosse iliaque gauche. Le 11, les souffrances ont encore augmenté, surtout du côté gauche, malgré la diarrhée, qui a été provoquée hier par l'administration de 15 grammes d'huile de ricin, ordonnés à cause de la constipation persistante. Le ventre est tendu, douloureux à la moindre pression, la respiration fréquente et entrecoupée. Pendant la nuit du 11 au 12, la malade est en proie à des nausées; elle a le matin quelques vomissements de matières bilieuses. Le figure, à la visite du 12, est fatiguée et exprime une très-vive souffrance; le ventre, tendu, est excessivement douloureux; fièvre. — Prescription : potion anti-émétique de Rivière; vingt-huit sangsues à la région hypogastrique; bain après; onctions mercurielles sur le ventre; cataplasmes laudanisés; diète,

Le 13. — La perte de sang produite par les sangsues a été très-abondante, elle a notablement diminué les souffrances vives que la malade ressentait dans la fosse iliaque gauche. Elle est restée ainsi soulagée jusque dans la soirée, où elle a été prise d'une nouvelle douleur, vive, aiguë, ayant son siége dans le onzième espace intercostal, au-dessous du sein droit, et se prolongeant de là dans l'aine droite, sous forme d'élancements très-irréguliers.

Aujourd'hui, la moindre pression réveille et exaspère ces douleurs, qui sont assez violentes, en dehors même des exacerbations pour produire une gêne notable de la respiration. La percussion et l'auscultation ne font constater aucun signe d'une affection pulmonaire, le murmure respiratoire est seulement notablement affaibli à la base de la poitrine, du côté droit. La figure est pâle, fatiguée, mais ne présente pas le facies abdominal. Le ventre est tendu, mais sans être ballonné; il est tellement douloureux qu'il est impossible de l'explorer. Inappétence; soif vive; nausées, constipation, fièvre. — Prescription : limonade et eau de seltz; 15 grammes d'huile de ricin; bains, cataplasmes laudanisés; diète.

Le 14. — La douleur intercostale, d'apparence névralgique, après s'être étendue à l'épaule droite, a diminué, elle a presque disparu aujourd'hui. En même temps qu'elle diminuait, s'est manifestée une plaque d'*herpes labialis*. La malade se sent un peu mieux aujourd'hui. Les nausées ont cessé, la soif est modérée, léger appétit; la diarrhée provoquée par l'huile de ricin persiste, mais modérée. Les douleurs abdominales ne se font plus sentir qu'à de rares intervalles, lorsque toutefois la malade reste dans une immobilité absolue, car le moindre mouvement les rappelle. Le pouls conserve sa fréquence. — Prescription : limonade et eau de seltz, frictions mercurielles, cataplasmes laudanisés, bouillons.

Le 15. — La malade est restée assez bien jusque dans la soirée, où elle a été prise d'un frisson, qui a duré près d'une heure, a été suivi de chaleur, puis de sueurs et en même temps d'une exacerbation très-marquée des douleurs de la fosse iliaque gauche. Elle n'a pas dormi de la nuit; ce matin, la figure est pâle, fatiguée, mais la peau est modérément chaude, et le pouls n'a pas sensiblement plus de fréquence qu'hier. La respiration se fait bien, et les inspirations, même les grandes inspirations, ne provoquent plus de douleurs. Malgré l'exacerbation d'hier soir, l'abdomen a perdu en grande partie la tension anormale qu'il présentait ces jours derniers; il est cependant encore trop douloureux pour que la palpation puisse être essayée. On constate seulement que la pression est moins douloureuse sur la ligne médiane, au-dessus du pubis, que dans les fosses iliaques, et qu'elle est surtout cruelle à gauche. Le toucher est possible et permet d'apprécier que le fond du vagin est le siége d'une chaleur assez vive. Le col, petit, est toujours tourné vers le côté gauche. En arrière du col, et un peu plus profondément placée que lui, existe une tumeur arrondie, dure, lisse, douloureuse à la pression, qui occupe le cul-de-sac postérieur, sans presque le déborder. Ainsi, à droite, la tumeur atteint à peine le bord droit de l'utérus et déborde très-peu le bord gauche, qu'elle englobe et n'occupe ainsi que la partie du cul-de-sac gauche. Le cul-de-sac droit et le cul-de-sac antérieur sont complétement libres. Le toucher est modérément douloureux, mais dès qu'on imprime au col le moindre mouvement, surtout si l'on essaye de le porter en avant, on détermine de vives souffrances et une sensation de tiraillement. Il n'y a plus aujourd'hui de douleurs abdominales après la miction, ni après la défécation, mais il est à noter que depuis l'administration de l'huile de ricin, prescrite le 13, persiste toujours un peu de diarrhée. — Prescription : tilleul, eau de seltz; reprendre le protoiodure de mercure, 0,05; bain; vésicatoire volant sur la fosse iliaque gauche; vin de quinquina, 250 grammes; bouillons, deux potages.

Du 17 au 28 décembre, les douleurs abdominales diminuent notablement, et ne reviennent plus qu'à de rares intervalles, lorsque, toutefois, la malade garde le repos. Le toucher est toujours très-douloureux, et fait constater qu'il y a seulement un faible amendement de la chaleur anormale qu'offre le fond du vagin et une légère diminution de la dureté de la tumeur, qui d'ailleurs persiste dans le même état. A partir du 21, a commencé à se manifester un écoulement leucorrhéique très-abondant. Depuis cette même époque, la malade est en prioe à une salivation légère, avec un gonflement assez notable des gencives et de la langue, qui a forcé à suspendre le traitement mercuriel et à administrer du chlorate de potasse. Elle est pâle, anémique, les conjonctives bleuâtres. Appétit presque nul, les digestions sont lentes, pénibles, accompagnées de chaleur, de malaise et d'un gonflement de la région épigastrique. On trouve, à l'auscultation des vaisseaux du col, un bruit de souffle à double courant très-intense. — Prescription : tilleul oranger; jalap contenant 4 grammes de chlorate de potasse; gargarisme aluné; une portion.

La salivation diminue, et l'amélioration continue jusqu'au 5 janvier, où la malade, toujours très-pâle et en proie aux troubles dyspeptiques indiqués plus haut, essaye de se lever; elle fait quelques pas sans oser se redresser, parce qu'elle ressent, dès qu'elle est dans la position verticale, une assez forte pesanteur dans le bas-ventre; le soir, elle est reprise d'élancements qui, par instants, se prolongent dans la cuisse droite. Le 6, le toucher, toujours très-douloureux, et qui pour cette raison a été rarement pratiqué, ne donne cependant qu'un résultat pour ainsi dire négatif; il fait constater que le col est dans sa position à peu près normale. seulement un peu tourné à gauche, que le cul-de-sac antérieur est resté libre, et que la tumeur, qui occupe le cul-de-sac postérieur, commence même à se fractionner. Elle est composée aujourd'hui de deux parties principales : l'une plus petite, dure, arrondie, saillante, est placée directement en arrière du col; l'autre, excentrique à la première, plus grosse et plus volumineuse, occupe, non-seulement la partie péri-rectale du cul-de-sac postérieur, mais une partie du cul-de-sac gauche, en se contournant autour du bord correspondant de l'utérus, et enfin une partie du cul-de-sac droit. Cette dernière portion de la tumeur est constituée par de petits mamelons irréguliers et inégaux, au-delà desquels existe une vague sensation d'empâtement. Malgré la douleur que la malade a éprouvée le 5, pour avoir quitté son lit, elle se lève encore les jours suivants pendant une heure environ, les douleurs persistent, mais sans augmenter; elle commence même à pouvoir se tenir droite, à ne plus être obligée d'être pliée en deux pendant la station.

Le 12. — La malade, qui n'a pu être examinée au spéculum depuis le 8 décembre, est soumise à cet examen. Le ganglion inguinal induré est résolu; il n'existe plus trace d'aucun des chancres, le vagin est d'un rose pâle. Le col utérin, petit, laisse échapper un mucus épais, visqueux, incolore; son orifice linéaire est entouré d'une ulcération granuleuse, rosée, légèrement saillante sur la lèvre antérieure, un peu déprimée, au contraire, dans sa partie moyenne sur la lèvre postérieure, où l'ulcération est d'un rouge un peu plus vif, et ne présente pas de granulations. Le toucher donne les mêmes résultats qu'au dernier examen. — Prescription : tilleul orangé; vin de quinquina, 125 grammes; protoiodure de mercure, 0,05; cataplasmes laudanisés; une portion.

Le 18. Les douleurs ont été diminuant jusqu'à hier, l'état général était meilleur, quoique la malade présentât depuis la reprise du traitement mercuriel un peu de diarrhée mais légère et que l'écoulement leucorrhéique, glaireux fût plus abondant. Hier, la malade, malgré nos recommandations réitérées de garder le repos est descendue dans le jardin ; elle a été reprise le soir de douleurs lancinantes occupant la fosse iliaque droite, et s'étendant de là à la partie interne et antérieure de la cuisse jusqu'au genou. Les douleurs sont moindres ce matin, le toucher fait néanmoins constater que depuis le 12, la tumeur, qui occupe le cul-de-sac postérieur, a sensiblement diminué; on ne trouve plus directement en arrière du col qu'une seule tumeur, peu dure, peu ou à peine douloureuse à une pression modérée et séparée par un sillon profond. Cette tumeur s'arrête au niveau de chacun des bords de l'utérus et est assez nettement isolée d'une part des petits lobules arrondis, disticts les uns des autres qu'on trouve dans le cul-de-sac droit et d'autre part des lobules un peu plus gros, espacés les uns des autres, mais paraissant enchâssés dans une masse moins dure, qui existent dans le cul-de-sac gauche. La pression de la tumeur postérieure est seule douloureuse et seule, lorsqu'elle est assez forte, réveille les élancements que la malade éprouvait hier soir le long de la cuisse. — Même prescription, repos absolu.

Le 26. Malgré nos recommandations renouvelées chaque jour, la malade continue non-seulement à se lever mais à marcher une partie de la journée ; aussi du 23 au 26 les douleurs ont été augmentant chaque jour, aujourd'hui elles se prolongent dans les deux cuisses et ne laissent plus que de rares intervalles de calme; le toucher fait constater de notables modifications dans l'état de la tumeur rétro-utérine.; le col utérin est fortement incliné à gauche et en bas. La partie de la tumeur située dans le cul-de-sac postérieur, immédiatement en arrière du col est restée étroite et assez molle comme au dernier examen, mais les parties qui à droite et à gauche du col s'étaient lobulées forment aujourd'hui de chaque côté une tumeur assez volumineuse et douloureuse au toucher. La tuméfaction est assez dure à droite, très-dure à gauche, et s'étend dans la direction du ligament large correspondant, de manière à être accessible à la palpation qui fait constater une certaine résistance dans la fosse iliaque gauche. Cette tumeur gauche, très-douloureuse au toucher, est très-nettement séparée par un sillon assez profond du bord utérin qu'elle contourne. Au speculum, le fond du vagin est d'un rose assez vif.

L'ulcération qui entoure l'orifice du col, rosée, lisse, paraît ne plus attendre que d'être recouverte d'épithélium pour être complètement cicatrisée. De l'orifice du col s'écoule une sécrétion visqueuse assez abondante. — Prescription : Limonade, vin de quinquina, pilules contenant extrait de ciguë, 0,25 ; continuer protoiodure de mercure 0,05 ; vésicatoire volant sur la fosse iliaque gauche, cataplasmes laudanisés sur le reste de l'abdomen ; une portion.

Bien que la malade ait gardé le repos absolu au lit à cause des douleurs pelviennes qu'elle éprouvait, celles-ci ont continué les jours suivants et conservé le caractère lancinant qu'elles offraient, puis celles qu'elle ressentait dans la fosse iliaque droite et dans la cuisse correspondante, ont augmenté. Avec cette exacerbation des douleurs a coïncidé une augmentation de la partie de la tumeur rétro-utérine placée dans le cul-de-sac droit dont la surface est devenue le siége de battements artériels bien appréciables, les autres parties de la tumeur sont au contraire restées dans le même état.

Le 26. Cette aggravation graduelle a continué jusqu'à hier malgré l'application de plusieurs vésicatoires volants sur la fosse iliaque droite ; alors la malade, sans qu'il y ait eu de cause déterminante, a été prise de frissons de nausées, de vomissements et d'une recrudescence subite des douleurs pelviennes droites. Nous la trouvons aujourd'hui en proie à une fièvre intense et à des nausées continuelles La douleur de la fosse iliaque est telle que la palpation de cette région est impossible, et que nous croyons ne pas devoir toucher la malade dans la crainte d'exagérer les vives souffrances qu'elle éprouve. Aussi jugeons-nous nécessaire, malgré l'anémie de la malade, de faire appliquer 8 sangsues sur la fosse iliaque droite.

La perte de sang assez abondante, déterminée par les sangsues, est suivie d'une notable rémission des symptômes ; les nausées cessent, la fièvre tombe, les douleurs diminuent.

Le 20. Elles sont complétement nulles dans l'état de repos et en même temps se produit un écoulement extrêmement abondant qui au lieu d'être visqueux, est liquide et blanchâtre. Cependant le toucher est encore douloureux surtout dans le cul-de-sac droit, il fait constater une notable diminution des tumeurs latérales, en particulier de la tumeur gauche qui commence de nouveau à se lobuler. — Prescription : limonade, vin de quinquina, extrait de ciguë 0,25, protoiodure de mercure, 0,05 ; cataplasmes laudanisés, repos absolu ; une portion.

15 mars. Les souffrances que la malade éprouvait, lorsqu'elle faisait quelques mouvements, ont été graduellement diminuant jusque dans les premiers jours de mars, où alors elle a été en proie à une légère recrudescence caractérisée par la manifestation chaque soir, pendant quatre à cinq jours, de douleurs lombaires assez analogues à celles que les femmes ressentent à l'époque des règles. Depuis, il n'y a plus eu de souffrances spontanées, la malade a pu se lever une partie de la journée, les mouvements sont devenus chaque jour de moins en moins pénibles ; les douleurs aujourd'hui sont rares. Le vagin est d'un rose assez vif, le col utérin offre autour de son orifice une érosion très-superficielle, lisse, d'un rose rouge franc assez régulier, ne rappelant en aucune façon l'ulcération festonnée qui était recouverte primitivement de diphthérite chancreuse, Le col est assez régulièrement placé, seulement un peu tourné à gauche ; il laisse échapper un muco-pus jaunâtre, presque purulent. Le toucher, encore pénible à cause des douleurs qu'il réveille, mais qui disparaissent après l'examen, fait constater que

la tumeur rétro-utérine est séparée du col par une rainure assez profonde, et que cette tumeur est formée de trois parties. L'une plus petite, assez dure et résistante, est placée directement en arrière du col et sert de trait d'union aux deux autres latérales plus volumineuses, qui sont toutes deux mamelonnées. Ces trois tumeurs réunies entre elles, bien que distinctes par des sillons, sont placées à une inégale distance de l'orifice vulvo-vaginal, ainsi que l'indiquent les mesures suivantes:

De l'orifice vaginal au col.	0,04	la malade couchée.
Au cul-de-sac antérieur	0,042	
— postérieur	0,06	
— gauche.	0,059	
— droit	0,05	

Malgré l'amélioration et quoique les digestions soient aujourd'hui assez bonnes, la malade reste pâle et présente un bruit de souffle aussi intense à la région précordiale et le long des vaisseaux du col. — Même prescription.

6 avril. La malade a été sensiblement mieux de jour en jour, cependant on observe depuis le 28 mars une chute notable des cheveux, et une sensible tuméfaction des ganglions cervicaux postérieurs et latéraux, mais sans manifestations de plaques muqueuses de la gorge et sans trace de roséole.

Le 3 avril les règles, qui ne s'étaient pas produites depuis les premiers jours du mois d'août dernier, viennent sans être précédées d'aucune souffrance, elles coulent pendant deux jours peu abondamment, constituées par du sang liquide, et sans donner lieu à des douleurs Elles se sont terminées hier et bien que la malade ait eu l'imprudence de rester levée, d'aller et de venir dans la maison toute cette journée, elle n'a pas souffert et ne souffre pas aujourd'hui. Le toucher ne réveille des douleurs qu'en un seul point du cul-de-sac gauche. Il fait constater que le col, petit, est toujours un peu incliné à gauche et qu'il ne reste que des vestiges de l'ancienne tumeur rétro-utérine. Ainsi, on ne sent plus immédiatement en arrière du col qu'une résistance au doigt assez vague et dans le cul-de-sac latéral droit qu'une toute petite tumeur, à peu près arrondie, peu dure et mal dessinée, qui est adhérente au bord droit du col. On ne trouve à proprement parler de tumeur que dans le cul-de-sac gauche, elle est peu volumineuse, arrondie, peu sensible à la pression, et isolée du col auquel elle adhère par des brides. L'utérus est presque immobile, surtout transversalement, les mouvements qui lui sont imprimés de droite à gauche sont peu douloureux, au contraire ceux de gauche à droite sont pénibles; la malade éprouve lorsqu'on essaie de porter le col a droite, une très-vive souffrance qui se fait sentir à gauche et en arrière du col utérin.

Le 14. Depuis le 5 la malade n'a plus ressenti aucune douleur abdominale, bien qu'elle soit levée du matin au soir et qu'elle marche presque toute la journée. Le vagin est aujourd'hui d'un rose normal, l'ulcération du col est presque complétement cicatrisée, mais de son orifice s'écoule toujours un mucus opalin et abondant. Au toucher le col est toujours un peu incliné à gauche; on peut suivre le bord droit qui se présente en avant, il est un peu arrondi et offre seulement quelques inégalités à l'union du col et du corps qui empêchent de suivre nettement ce bord jusqu'au fond de l'utérus; le cul-de-sac droit est libre de toute autre tumeur. Dans le cul de-sac postérieur on ne sent que tout à fait à gauche une petite tumeur arrondie, médiocrement dure, qui est appuyée contre la partie postérieure du bord gauche de l'utérus, mais on ne trouve plus aucune autre sensation de résistance dans le cul-de-sac gauche proprement dit. Cependant il existe d'assez sensibles différences dans la mensuration de l'orifice vulvo-vaginal aux divers culs-de-sac, surtout en comparant les mesures obtenues lorsque la malade est debout ou couchée. Ainsi on trouve de l'orifice vaginal:

Au col.	0,043 la malade couchée,	0,043 la malade debout.
Au cul-de-sac antérieur	0,051	0,039
Postérieur	0,061	0,051
Gauche.	0,06	0,056
Droit	0,052	0,047

=Dans la station, le corps de l'utérus se porte beaucoup plus en avant et à droite, le col au contraire plus à gauche et en arrière d'où résulte une exagération de la déviation latérale et de la légère rotation sur son axe qu'a subies l'utérus.

Malgré la complète disparition des douleurs et les résultats satisfaisants que donne l'examen local, la malade est restée pâle, anémique, les digestions sont assez difficiles. Aussi, bien que la chute des cheveux continue et que les ganglions cervicaux persistent tuméfiés, nonobstant le traitement mercuriel administré sans interruption depuis le 12 janvier, on permet à la malade de quitter l'hôpital pour retourner à la campagne, espérant que là sa santé générale redeviendra meilleure. Depuis son départ, nous n'avons eu aucun renseignement sur ce qu'elle est devenue. — Jusqu'à sa sortie elle n'avait présenté ni plaques muqueuses, ni roséole.

Cette observation est très-intéressante et mérite quelques mots de réflexion. C'est le seul exemple que nous connaissions d'un chancre utérin ayant provoqué une péritonite; M. Bernutz dit pourtant en avoir observé un second, mais il ne l'a pas publié. M. Bernutz ne croit pas devoir rattacher cette pelvi-péritonite à un bubon intra-pelvien ; en effet, dans aucun cas de chancre du col, il n'a vu se prendre les ganglions profonds, tandis que les ganglions inguinaux ont été affectés chez presque toutes ses malades. « Il résulte du peu de fréquence des pelvipéritonites liées à des chancres utérins, et de l'absence dans les autres cas, d'un signe quelconque d'une angioleucite spécifique utéro-lombaire, tandis que le retentissement sur les ganglions inguinaux est pour ainsi dire la règle, que l'angioleucite pelvienne, si elle existe, est anormale, et aurait besoin pour être admise d'être démontrée anatomiquement ». M. Bernutz pense que l'état morbide de l'utérus retentit directement sur le péritoine. Il se passerait ici quelque chose d'analogue au processus qu'on observe dans les blennorrhagies utérines. Nous venons de le voir, dans presque tous les cas observés par M. Bernutz, c'est à l'aine que se sont produites les adénopathies symptomatiques des chancres du col. C'est également ce qu'ont observé Ricord, Robert, Legendre, Grivot-Grandcourt et la plupart des auteurs. Ce fait aurait lieu de nous surprendre, si nous ne savions que les vaisseaux lymphatiques du col, bien qu'ils se dirigent vers les ganglions intra-abdominaux, communiquent d'abord avec ceux des deux tiers inférieurs du vagin, lesquels se rendent aux ganglions de l'aine. Ces anastomoses se voient parfaitement sur une pièce anatomique déposée par M. Aubry au musée de la Faculté.

Il est vrai que le plus souvent, dans l'immense majorité des cas, on trouve en même temps qu'un chancre utérin, un ou plusieurs autres chancres externes, et qu'alors c'est la vulve qui doit être considérée comme le point de départ de l'irritation des ganglions inguinaux ; il est donc très-rare que le bubon de l'aine puisse être attribué avec quelque probabilité à la lésion du col. Mais si rare que cela soit, il y a des observations positives où des malades portant un chancre du col et n'en présentant nulle part ailleurs, ont été atteintes d'un bubon inguinal. En voici quatre observations qui ne paraissent pas douteuses.

Obs. XIV. — (Recueillie dans le service de M. Fournier.)

S.... (Louise), 26 ans, blanchisseuse, entrée, le 31 octobre 1871, à Lourcine, dans le service de M. Fournier, salle Saint-Clément n° 45, sortie, le 13 novembre 1871.

Cette femme n'a jamais fait de maladie ; il y a trois ans, elle se fit traiter à l'Hôtel-Dieu, d'une ulcération suite de couches. Réglée à 11 ans ; ses règles viennent toujours régulièrement, sont peu abondantes, durent six jours ; pas de leucorrhée. Elle a eu huit enfants depuis 16 ans.

Sensibilité conservée, jamais de palpitations, pas d'attaque d'hystérie ; perd ses cheveux depuis huit jours ; migraines depuis plusieurs années au moment de ses règles. Herpès de la lèvre buccale supérieure depuis huit jours.

Il y a six semaines qu'elle s'est aperçue d'une grosseur dans l'aine gauche.

En effet nous trouvons un bubon sus-inguinal gauche fluctuant, lymphite considérable.

Rien sur le corps, rien à la vulve, rien à l'anus, vagin sain.

Au col, ulcération chancreuse en voie de réparation, granuleuse ; elle perd beaucoup en blanc depuis 15 jours.

Peu d'appétit depuis quelque temps.

Diagnostic. Chancre du col, bubon inguinal symptomatique.

Exeat le 13 novembre. Bon état.

Obs. XV. — Chancre simple du col. Inoculation positive. Bubon inguinal suppuré. (Observation recueillie dans le service de M. Fournier, par M. Curtis).

G.... Pauline, âgée de 30 ans, entrée, le 29 septembre 1868, à Lourcine, dans le service de M. Fournier, salle Saint-Clément, n° 8. Sortie, le 29 octobre 1868.

Cette malade a un écoulement vaginal depuis six ans, époque où elle accoucha de son unique enfant; elle n'est jamais entrée à Lourcine, mais est venue aux consultations; on ne lui a jamais fait faire de traitement.

Elle souffre dans l'aine depuis dix jours; elle a remarqué que son écoulement vaginal était devenu plus abondant depuis trois ou quatre jours.

Elle affirme absolument n'avoir pas eu de rapports sexuels depuis deux mois.

Elle est bien réglée d'habitude; le dernier écoulement menstruel eut lieu vers le 14 de ce mois. Elle n'a jamais fait d'autre maladie avant celle qui l'amène aujourd'hui à l'hôpital.

Elle n'a eu aucune lésion ni au pied, ni aux parties génitales externes, ni à l'anus, dit-elle.

Depuis très-longtemps elle avait de petits ganglions indolents dans les aines.

29 septembre. Etat actuel. Dans l'aine droite existe vers l'épine du pubis, une tuméfaction dure, non fluctuante, grosse comme un œuf environ. La peau est rosée au niveau de la tumeur; celle-ci est un peu douloureuse, assez pour rendre la marche pénible; sensibilité moyenne à la pression; aucune trace de lymphangite au voisinage.

Le 30. A l'entrée du vagin à droite, une petite excoriation fissuraire superficielle, et au-dessous deux petits points isolés érosifs; ne s'en est pas aperçue et dit n'avoir jamais eu de plaies à la partie.

Au spéculum, nous trouvons sur le col plusieurs plaies superficielles, l'une grosse comme une petite lentille sur la lèvre antérieure au niveau de l'attache du vagin, les deux autres réunies en une ulcération de la dimension d'un haricot et situées sur la lèvre postérieure à égale distance de l'orifice et du pourtour du col, sur la partie la plus saillante du museau de tanche. Ces plaies sont absolument blanches ou plutôt d'un blanc jaunâtre, n'ayant pas un aspect bien caractéristique; mais cependant, en raison de leur excentricité, elles nous paraissent bien être des chancres; elles sont de plus revêtues d'un enduit comme pseudo-membraneux, non détachable.

Dans l'épaisseur de la grande lèvre droite, nous trouvons un noyau dur, gros comme une noisette, non douloureux.

Diagnostic. Chancres du col. Erosion vulvaire, probablement herpétique. *Bubon aigu*.

1er octobre. Inoculation à la cuisse droite avec le pus raclé à la surface du chancre du col; ce qui nous fait douter du succès de l'inoculation, c'est que le col est enduit d'une certaine sécrétion catharrhale.

Le 2. L'inoculation est positive [au bout de 24 heures]; plaie creuse de la dimension d'une petite lentille, ayant tous les caractères d'un chancre simple type. Nous la détruisons avec la pâte carbo-sulfurique de Ricord.

Il ne reste sur la lèvre inférieure du col qu'une petite érosion lenticulaire rosée, paraissant aussi simple, aussi innocente que possible, sans fond blafard ni pseudo-membraneux, exactement identique aux ulcérations les plus vulgaires. Le petit chancre de la lèvre supérieure reste blanchâtre.

Le *vagin*, examiné avec le plus grand soin, est aussi *sain* que possible, sans la moindre plaie, sans la moindre cicatrice. La petite piqûre de l'entrée du vagin à gauche, logée dans le fond d'un repli, persiste, mais paraît toute simple, et sans importance.

Rien dans l'urèthre, qu'un peu d'humidité à peine louche.

Bubon très-augmenté, très-aigu, rougeur vive. — Le bubon est situé dans la cavité interne du pli de l'aine. — La tuméfaction et la rougeur commencent à l'extrémité supérieure de la grande lèvre et finissent au milieu de l'arcade crurale.

7 octobre. La cautérisation a réussi pour la plaie d'inoculation; aujourd'hui, il ne reste sur le col que des érosions tellement superficielles et rosées, qu'on ne pourrait à première vue les considérer autrement que comme les érosions les plus simples.

8 octobre. Fluctuation du bubon.

9 octobre. Ouverture du bubon avec la lancette.

12 octobre. Parfaite destruction de la plaie d'inoculation; chute de l'eschare; plaie simple; vulve saine.

Col guéri; il ne reste comme trace du chancre qu'une surface légèrement opaline.

13 octobre. La pression sur la fosse iliaque ne détermine aucune douleur, aucune trace d'adénopathie iliaque.

Le bubon s'est ouvert, un peu béant.

20 octobre. Même état.

24 octobre. L'ouverture reste béante, sans cependant s'ulcérer.

26 octobre. La petite fissure de la petite lèvre gauche reste toujours érosive, très superficielle : elle est dans le fond d'un pli; évidemment elle est insignifiante.

Col sain.

29 octobre. Guérison. Exéat.

Nous avons revu la malade à la consultation; le 10 novembre, la plaie du bubon, bien que simple, n'était pas cicatrisée; cautérisation. Le col est sain.

Cette observation est très-intéressante. Le bubon que présentait la malade dans l'aine droite dépendait très-probablement des chancres du col. On trouvait bien à l'entrée du vagin une petite excoriation dans le fond d'un repli muqueux; mais rien n'est plus vulgaire que ces excorations, et il est bien invraisemblable qu'elle ait suffi à déterminer l'adénite inguinale.

Obs. XVI. — Chancre du col en réparation. Erosions de l'entrée du vagin. Bubon inguinal. (Recueillie par M. Curtis).

M.... (Antoinette) âgée de 18 ans, entre à la salle St-Clément le 22 décembre 1868. Elle sent, dit-elle, des plaies à la vulve depuis quatre semaines. Elle n'a jamais eu de maladie vénérienne antérieure; elle n'a fait aucun traitement antérieur. Elle n'a jamais été enceinte, est bien réglée d'habitude. Le dernier écoulement menstruel date de trois semaines. Elle a commencé à souffrir dans l'aine gauche il y a dix jours.

Etat actuel. Sur la lèvre inférieure du col on voit une surface élevée, mamelonnée, rougeâtre, circulaire, paraissant bien certainement être un chancre en réparation avancée. A l'entrée du vagin, absolument masquées par les caroncules, se trouvent deux ulcérations superficielles, larges comme des pépins de poire, l'une à la fourchette, l'autre au voisinage, rosées et sans caractères véritablement chancreux. Par leur situation ces chancres sont des chancres internes. Anus sain. Tuméfaction rosée de la grande lèvre gauche. Toute la région inguino-crurale gauche est le siége d'une dureté excessive formée par une adénopathie qui se prolonge dans une étendue considérable. Elle est à la fois inguinale et crurale. Douleur à la pression.

Diagnostic. Chancres simples et bubon symptomatique; cependant les ulcérations n'ont nullement le caractère des chancres simples; celui du col est une surface papuleuse; ceux de l'entrée du vagin ne sont que des érosions superficielles sans caractère. Nous faisons le diagnostic par l'adéno pathie et par l'absence de caractères syphilitiques, et surtout par ce fait que les chancres étant internes se conduisent comme tels, c'est-à-dire ont de la tendance à une réparation rapide.

4 janvier. Le bubon gauche est resté douloureux; il se fait vraisemblablement de la suppuration; les glandes de l'aine droite se prennent; la malade n'a pas été examinée ne pouvant se lever.

Obs. XVII. — Chancre simple du col ayant déterminé un bubon. (Robert, Thèse, page 57.)

E.... (Rosalie) 27 ans, couturière, d'une bonne constitution, eut, il y a 18 mois, des pustules plates à la vulve, dont elle fut traitée, à l'hôpital des vénériens, par les émollients, et dont elle guérit parfaitement en deux mois.

Dans le courant du mois d'octobre 1836 et douze jours après avoir eu des relations avec un homme qu'elle sut plus tard avoir des chancres à la verge, elle vit se développer à l'aine droite une tumeur inflammatoire qui s'abcéda au bout de quelques jours. L'ouverture s'agrandissant, elle se décida à entrer à l'hôpital trois semaines après l'apparition du bubon. La tumeur, du volume d'un œuf de pigeon est placée sur le quart interne du ligament de Fallope. A son centre existe une ouverture allongée, dont les bords durs, violacés, sont saillants et un peu ulcérés; la surface de l'ulcère est grisâtre; en un mot, ce bubon offre tous les caractères de ceux qui succèdent aux chancres des parties génitales externes. *La vulve et le vagin furent l'objet de l'examen le plus scrupuleux; nous ne pûmes y découvrir ni chancre actuel, ni vestige d'un chancre cicatrisé, mais le col utérin offrait deux ulcérations*, l'une sur la lèvre antérieure, arrondie du diamètre d'une lentille, l'autre sur la postérieure, plus grande, ovalaire; toutes les deux étaient grisâtres, leurs bords étaient rouges et un peu saillants; il s'en échappait un peu de pus; leur aspect avait la plus parfaite analogie avec les ulcérations vénériennes du gland chez l'homme. Pour confirmer le diagnostic, qui ressortait évidemment des caractères que je viens de tracer et de la coexistence d'un bubon inguinal, il restait une épreuve, celle de l'inoculation ; elle fut pratiquée le 27 octobre et quelques jours après les piqûres étaient devenues de véritables chancres. Mais, chose remarquable, quelques jours après, quand j'examinai le col de l'utérus, mon étonnement fut grand de voir que les deux ulcérations qui avaient offert des caractères si tranchés, avaient entièrement perdu leur premier aspect pour devenir plus étendues, mais superficielles et rosées comme des ulcérations simples.

Cette observation, très-instructive d'ailleurs au point de vue de la marche de l'ulcération chancreuse du col, est on ne peut plus explicite au sujet de la cause du bubon inguinal ; c'est bien évidemment au col qu'il faut en chercher le point de départ.

D'après ce qui précède, on voit qu'il est impossible de se prononcer sur la fréquence du bubon dans les chancres simples du col de la matrice. Dans les cas rares, où on a observé des symptômes du côté du bas-ventre, on n'a pu déterminer s'ils étaient provoqués par un bubon profond. Quand on constate une adénite inguinale, dans le plus grand nombre des cas les parties génitales externes ou les régions périgénitales sont couvertes de lésions, qui peuvent en être la cause tout aussi bien et même mieux encore que le chancre du col.

D'ailleurs le chancre du col serait en réalité moins susceptible de déterminer la formation d'un bubon que les chancres des autres régions, qu'il n'y aurait à cela rien d'extraordinaire. Les raisons ne manqueraient pas pour expliquer ce fait.

La première raison, c'est que le chancre simple, quel que soit son siége, est bien loin de se compliquer toujours de bubon ; nous avons vu que dans le tiers des cas au moins (statistique de M. Fournier) les ganglions restent parfaitement indifférents à l'évolution d'un chancre voisin. Or, le chancre du col est rarement observé ; première et excellente raison pour que son bubon le soit plus rarement encore.

D'autre part, le bubon en général est moins fréquent chez la femme que chez l'homme. Pourquoi? Je ne connais pas de ce fait d'explication bien rigoureuse. On a allégué les différences de genre de vie, d'occupations, etc. Peut-être comme le fait remarquer M. Fournier, faudrait-il chercher une cause plus profonde, qui nous échappe encore entièrement. Quoiqu'il en soit de l'explication, la chose est sûre.

A ces deux causes nous en ajouterons une troisième. On sait que le bubon est très-loin d'apparaître toujours peu de temps après le chancre ; rien n'est plus variable au contraire que le moment de son apparition. Le bubon peut ne se produire qu'après un très-long temps, alors qu'on pourrait croire (qu'on me permette l'expression) que la région où siége le chancre, est habituée à sa présence et en a pris son parti. Or, nous savons que le chancre utérin guérit vite, qu'il dépouille surtout très-rapidement ses caractères, qu'il entre tout de suite dans une période de réparation, où sans doute il doit être, pour le système lymphatique, une cause d'irritation de plus en plus faible. Si le rapprochement de ces deux faits, d'une part apparition souvent tardive des bubons, et d'autre part guérison rapide du chancre utérin, a de la valeur, on comprend facilement que dans le cas de chancre du col, les ganglions n'aient pas le temps de se prendre.

Enfin, n'oublions pas que le chancre du col n'est pas soumis à des causes d'irritations variées comme les chancres utérins. Il n'a pas à redouter le défaut de pansements ; il est à l'abri des pansements mal faits, etc...

Sans doute le bubon n'a pas besoin de toutes ces causes pour naître ; il naît parfois quoiqu'on fasse ; néanmoins il est certain que ces causes d'irritation entrent pour une bonne part dans son étiologie.

OBSERVATIONS.

J'ai dû rejeter à la suite de cette étude les observations suivantes qui, ne renfermant aucune particularité exceptionnelle, n'ont pu être placées au milieu de la description.

Obs. XVIII. — Chancres simples du col. Chancres consécutifs de la fourchette et de la marge de l'anus. (Recueillie dans le service de M. Fournier.)

P... (Juliette), 20 ans, couturière, entre dans la salle Saint-Clément n° 17, le 25 juillet 1871.

Réglée à 16 ans; beaucoup de flueurs blanches; cette leucorrhée devient surtout abondante un peu avant les règles, qui sont abondantes également et durent huit jours. Elle est accouchée il y a neuf mois d'un enfant bien constitué.

Sa santé habituelle est bonne; elle n'est pas trop nerveuse, n'a jamais eu de phénomènes hystériques, pas de maux d'estomac. Cependant elle a très-souvent des battements de cœur, et depuis sa jeunesse souffre de violents maux de tête.

26 juillet, Examinée au spéculum, on trouve sur le col trois ulcérations, dont deux grosses chacune comme un haricot sur la lèvre supérieure, et la troisième, de la grosseur d'une fève, sur la lèvre inférieure. Ces lésions sont de couleur jaune chamois, et offrent à leur contour un liseré circonférenciel rouge ; elles paraissent plates. On ne trouve rien dans le vagin.

A la fourchette se trouve une ulcération un peu creuse, paraissant être un chancre simple. Sur la marge de l'anus, de très-petites érosions paraissent également des chancres simples.

On ne trouve rien sur le corps, aucune éruption, aucune tache syphilitique. Rien dans la gorge.

5 août. Les ulcérations du col n'ont déjà plus d'aspect spécial; ce sont simplement des plaies bourgeonnantes, rosées, d'un rose chamois par places.

30 septembre. Il ne reste que des surfaces rouges à peine érosives. La malade veut partir.

Les ganglions inguinaux n'ont été ni douloureux, ni gonflés pendant tout le séjour de la malade à l'hôpital.

Réflexions. — Il est probable que les chancres du col sont les premiers en date ; les chancres extérieurs, par leur situation (fourchette, marge de l'anus) et par leurs proportions minimes, sont vraisemblablement des chancres consécutifs à ceux du col, des chancres abortifs.

Obs. XIX. — Folliculites et chancres vulvaires. — Chancre simple du col. Guérison rapide. (Observation recueillie dans le service de M. Fournier.)

G... Ernestine, 20 ans, lingère, entre le 21 mai 1872 à Lourcine, service de M. Fournier, salle Saint-Louis, nº 19, sortie le 19 août 1872.

Malade depuis huit jours.

Mélange à la vulve de folliculites et d'ulcérations lenticulaires profondes, grisâtres de bords; bords taillés à pic.

Uréthrite purulente.

A droite, un ganglion légèrement engorgé.

Chancre du col, très-irrégulier de forme, occupant presque toute la partie saillante du museau de tanche sauf à gauche, entourant complètement l'orifice cervical dans lequel il semble s'enfoncer. Ce chancre est blanc, nacré, de la couleur d'une pêche non mûre. Rien dans le vagin. Ce chancre paraît un peu en saillie.

Les ulcérations extérieures, creuses, cratériformes sont bien des chancres. Nous trouvons plusieurs autres follicules encore intacts sur les plis génito-cruraux qui s'ouvriront et deviendront des chancres.

Autres chancres simples au sommet de la grande lèvre droite.

Rien sur le corps; rien ou presque rien dans les aines.

27 mai. Les follicules gonflés se sont ouverts et sont devenus chancreux.

La malade vient d'avoir ses règles. Le chancre est un peu moins blanc qu'il n'était; il présente un aspect papuleux, tout à fait semblable à celui des papules opalines.

Les chancres extérieurs vont un peu mieux; ceux qui, dans les plis génito-cruraux, formaient un simple soulèvement inflammatoire, sont ouverts pour la plupart, et quelques-uns forment des ulcérations cratériformes.

8 juin. Nous ne voyons plus sur le col qu'une surface érosive rougeâtre, ou rosée, de plain pied avec les tissus voisins, se présentant sous l'aspect le plus inoffensif, le plus bénin du monde, aussi analogue que possible à une érosion catarrhale.

19 août. Le col n'offre plus rien à la vue. Pas d'accidents généraux.

Obs. XX. — Chancre simple du col. Inoculation positive. Chancres abortifs de la vulve. (Observation recueillie dans le service de M. Fournier, par M. Curtis, interne.)

C... (Jeannette) 23 ans, cigarrière, entrée le 6 juin 1868 à Lourcine, dans le service de M. Fournier, salle Saint-Clément, nº 27. Sortie le 25 juillet 1868.

Antécédents : Malade depuis trois semaines. Eprouva d'abord de la douleur en urinant; puis survinrent des boutons qui gênaient la marche. Elle a été rendue malade par son amant, militaire avec qui elle vivait depuis quatre mois. Elle n'eut plus de rapports avec lui ni avec d'autres depuis la première apparition de ses boutons.

Santé antérieure bonne; variole à un an; réglée à 15 ans, règles régulières. A eu un enfant l'année dernière.

N'a fait aucun traitement pour la maladie actuelle.

Etat actuel. Col sans rougeur, ulcération très-nettement dessinée sur le col, à fond grisâtre, blafard, comme pseudo-membraneux, superficielle. Nous ne pouvons déterminer si l'ulcération se continue dans l'orifice.

A l'entrée de la vulve, ulcération sous l'urèthre lenticulaire, entamant un peu le derme, un peu résistante. Ulcération semblable un peu plus large sur le tubercule uréthral, à base un peu résistante; mais, en tout cas, nous ne trouvons pas ici d'induration véritable. Cette dernière ulcération se dérobe naturellement à la vue, et n'apparaît que par le déplissement du vagin. Sur le bord libre des grandes lèvres, une série de petites papules sans caractère, quatre à gauche, deux à droite. Dans l'aine gauche un ganglion moyen sans caractère. Dans l'aine droite, rien.

On fait une inoculation à la cuisse avec le pus du col, recueilli au bout d'un pinceau.

Réflexions. Nous n'osons pas faire de diagnostic, les ulcérations n'ayant pas de caractères suffisants, et l'état de la base, les ganglions ne nous donnant rien, le petit nombre des lésions nous semble indiquer des chancres infectants; mais ce n'est là qu'une présomption et nous devons attendre. Une seule chose est sûre, c'est que nous avons affaire à des chancres, mais lesquels?

9 juin. L'inoculation paraît positive. Rien sur le corps; acné dorsal.

Le 11. Plaie d'inoculation large comme une tête d'épingle, creuse.

Sur tout le bord libre des grandes lèvres existe une série de petits mamelons à sommets ulcéreux (ces plaies ressemblent tout à fait à ce que nous appelons chancres abortifs, et à ce que nous voyons sur la marge de l'anus). Les deux plaies de l'entrée du vagin ne sont pas modifiées.

Le chancre du col est absolument modifié. Il paraît être aujourd'hui une plaie simple, et nous le verrions pour la première fois que nous pourrions le considérer comme une ulcération de métrite.

Le 15. Inoculation aussi positive que possible. Chancres vulgaires très-creux de la largeur d'un petit pois; les deux chancres de l'entrée de la vulve sont en réparation avancée.

Le chancre du col présente aujourd'hui une surface violacée, uniforme, d'un rouge vineux, sans fausses membranes, aussi semblable que possible à ce qu'on appellerait une ulcération simple. Il n'existe plus guère que sur la lèvre inférieure de l'orifice, la portion supérieure étant presque absolument cicatrisée. On verrait cette plaie pour la première fois, qu'on dirait sans le moindre doute : érosion de métrite muqueuse simple. C'est la plaie la plus bénigne comme aspect qu'on puisse voir.

Le 18. Les petits tubercules du bord des grandes lèvres sont surmontés d'une exulcération de la largeur d'une tête d'épingle; au centre d'une de ces ulcérations on voit un poil, de sorte que cela nous semble être des chancres développés dans le bulbe pileux.

L'ulcération du col est d'un rouge vineux; son fond est lisse, et on dirait une érosion simple, n'était toutefois l'aspect demi-cerclé de l'ulcération inférieure.

Les deux plaies de l'entrée du vagin sont en réparation aussi avancée que possible.

Le 22. Il reste à peine grand comme un tête d'épingle des deux plaies de l'entrée du vagin.

L'un des chancres folliculaires de la grande lèvre gauche s'est un peu élargi

La plaie du col se répare avec une rapidité surprenante; elle est diminuée de moitié et envahie de toutes parts par la cicatrice.

Le 23. *Statu quo* pour tous les chancres extérieurs. Réparation de la plaie du col.

Le 29. Les chancres des grandes lèvres se cicatrisent et deviennent exubérants. Les deux chancres de l'entrée du vagin sont cicatrisés.

Col sain, sauf une petite surface lenticulaire encore légèrement rosée.

2 juillet. Le chancre de la grande lèvre gauche persiste sans grandir. Il ne reste sur la lèvre inférieure du col que quelques érosions rosées n'offrant rien de spécial.

Le 9. Chancre du col guéri; il ne reste plus que quelques érosions sans caractère.

Le 13. A peine quelques érosions sur le col.

Le 20. Col tout à fait sain.

Obs. XXI. — Deux chancres du col. Inoculation positive. Chancre de la fourchette. Chancres extérieurs. (Observation recueillie dans le service de M. Fournier.)

L... (Henriette), âgée de 19 ans, blanchisseuse, entre à la salle Saint-Clément, n° 40, le 9 novembre 1869.

N'a jamais eu de maladies vénériennes; bonne constitution, pas d'enfants; menstruation régulière.

Malade depuis quinze jours; n'a fait aucun traitement chez elle. C'est là la suite de ses règles, raconte-t-elle, qu'elle s'est aperçue qu'elle avait des boutons à la vulve.

A la partie antérieure de l'anus, bourrelet rouge dans l'épaisseur duquel semble s'être creusé un chancre. A la fourchette, surface chancreuse formant une ulcération assez profonde. Sur la face interne des deux fesses, des deux cuisses, et sur les lèvres, on remarque aussi de très-nombreux petits chancres, très-petits. Douleur dans l'aine. A l'anus, le bourrelet est creusé en arrière d'un autre chancre; chancres intra-anaux. En tout, nous avons compté 26 chancres.

Sur le col, nous trouvons l'orifice coloré; ulcération ovale dont les deux extrémités seulement sont grises. Mais, sur la lèvre supérieure du col, un peu à gauche, se trouve un chancre nettement dessiné, gros comme un pois à contour très-rouge.

Inoculation sur la cuisse droite, avec le pus du col, dont nous avons peine à retirer une petite goutte de pus.

Ce chancre diffère des autres, en ce qu'il est absolument plat, sans bords, à fond grisâtre.

Tout le pourtour du col est occupé par une plaie grisâtre sur quelques points, mais rouge sur d'autres; elle est évidemment chancreuse.

Pléiades inguinales, bien accusées à gauche, moins à droite.

Le chancre, situé exactement au périnée, en avant des bourrelets, bien qu'assez creux, a cependant un fond brunâtre qui laisse quelques soupçons.

Diagnostic. Chancres simples, avec cette remarque que la malade présente des pléiades bien accusées.

13 novembre. L'inoculation faite avec le pus du col produit un bouton, acnéiforme, sur la nature duquel nous ne pouvons pas avoir d'opinion actuelle. Solution au nitrate d'argent, 1/30 pour l'ulcération du col.

Hier soir, fièvre, 38,1.

Le 16, inoculation positive.

Le petit chancre de la lèvre supérieure du col se présente toujours sous forme de tache grisâtre, non creuse, et aussi insignifiante que possible; c'est de lui que nous avons pris le pus pour l'inoculation fait à la cuisse. On n'a fait aucun traitement local au chancre du col. La plupart des chancres abortifs ont disparu. Le chancre de l'anus est encore très-creux.

Le 20. Douleur dans le ventre au niveau de la région ombilicale; le chancre du col n'est plus qu'une simple tache rouge. Lavement laudanisé.

Le 26. Réparation du chancre anal; tous les autres sont cicatrisés. Il ne reste sur le col qu'une érosion rouge aussi insignifiante que possible.

Le 30. Il ne reste que les deux chancres de l'anus; le chancre du col est réduit à l'état d'une petite érosion rose.

7 décembre. Inoculation éteinte. Simple érosion anale. Cicatrisation du col.

Le 14. Il ne reste plus qu'une érosion anale. Exeat.

Obs. XXII. — Chancres multiples du col. Inoculation positive. Chancres extérieurs. (Observation recueillie dans le service de M. Fournier.)

C... (Estelle), 34 ans, dans le service de M. Fournier, salle Saint-Louis, nº 3.

La malade vient à l'hôpital pour une petite plaie de l'entrée de la vulve qui lui cause du prurit depuis une dizaine de jours.

Nous trouvons, en effet, près de la fourchette, une petite érosion de la dimension d'une tête d'épingle. De plus sur la grande lèvre gauche, on aperçoit une autre petite érosion sans caractères.

Par l'examen au spéculum, nous trouvons sur la lèvre inférieure du col, près de son orifice, une ulcération ou plutôt une érosion de la forme d'un haricot, à bords décollés, à fond jaune grisâtre et inégal. Plus à droite, petite ulcération paraissant très-légèrement creuse, à fond grisâtre. Un peu au-dessous se trouve uue surface lenticulaire d'un rouge vif, ne paraissant pas erodée. A la hauteur de l'orifice, à droite, plus près du cul-de-sac vaginal, deux ou trois papules blanches non érosives, paraissant être des glandes du col.

La malade n'était prévenue par aucun phénomène de la lésion du col.

Le diagnostic est difficile; les érosions extérieures paraissent herpétiques; ce pourrait être cependant des chancres simples à leur début. Les deux premières ulcérations du col ci-dessus décrites paraissent chancreuses; mais il serait impossible, d'après l'aspect seul, de faire un diagnostic. Nous faisons une inoculation avec le pus de la seconde de ces ulcérations.

4 mai. La lésion de la grande lèvre augmente et paraît être un chancre folliculaire *statu quo* absolu pour le col.

Inoculation très-probablement positive. La lésion de l'entrée du vagin est superficielle et herpétiforme.

Le 6. L'inocluation est positive; nous cautérisons le chancre d'inoculation avec la pâte carbo-sulfurique.

Le 10. La lésion de la grande lèvre gauche est très-sûrement un chancre folliculaire.

Une des ulcérations du col est cicatrisée complétement. Celle qui atteignait l'orifice du col est transformée en une petite érosion d'un jaune gris, paraissant papuleuse et entourée d'nne collerette purpurine.

Le 18. Col absolument guéri; il ne reste de l'érosion qu'une papule grosse comme une tête d'épingle.

Le 31. Il ne reste sur le col qu'une rougeur insignifiante.

Obs. XXIII. — Deux chancres simples sur le col. Chancres abortifs de la vulve et de l'anus. (Observation recueillie dans le service de M. Fournier, par M. Curtis, interne.)

L... (Marie), âgée de 25 ans, entre à la salle Saint-Clément, nº 51, le 6 octobre 1868.

Elle a des plaies vulvaires depuis environ un mois. A fait un séjour de deux mois à la Charité. M. Simon lui a dit qu'elle avait des plaques muqueuses au fond de la bouche et à la vulve; elle a perdu ses cheveux, etc. Elle fit alors un traitement au protoiodure pendant deux mois (soignée à la

Charité par M. Féréol). Quinze jours après sa sortie, elle est entrée à Saint-Louis (chez M. Peter) où on lui a ouvert un bubon dans chaque aine. Elle sortit il y a cinq ou six mois, et s'est assez bien portée, sauf de petits ulcérations à la vulve. Elle eut, il y a un mois environ des rapports répétés, rapports *in ano* comme par le vagin. Le lendemain, elle commença à souffrir au fondement.

Etat actuel. 7 octobre. Au spéculum, nous trouvons deux ulcérations sur le col; une petite, grosse comme une lentille, un peu creuse, rosée, en réparation sur la lèvre inférieure près de l'orifice. Une deuxième, située un peu plus bas et un peu à droite, allongée, contournant le col et s'épanouissant sur le cul-de-sac postérieur du vagin en une ulcération grosse comme un haricot.

Nous ne doutons pas que ce soient des chancres simples.

Petit chancre simple à la grande lèvre droite; petit chancre abortif au-dessous.

Vaste chancre simple à l'anus. A la marge de l'anus, plusieurs papules à sommet pustuleux qui sont des chancres abortifs. Rien dans les aines.

Ce sont des chancres abortifs de la vulve et de l'anus qui nous ont fait chercher et découvrir les chancres du col et de l'anus.

Le 9. La configuration du chancre du col est telle aujourd'hui, que nous ne doutons pas que ce soit un chancre simple. Solution nitrate argent, 1/30.

Le 12. Douleurs anales.

Le 13. Règles.

Le 20. Les chancres de l'anus vont mieux.

Le 24. Les ulcérations anales sont en réparation. Amélioration pour le col.

Le 27. Le col reste encore érodé sur plusieurs points.

Le 30. Réparation très-avancée; bon effet de la solution au trentième.

2 novembre. La plaie du col est cicatrisée sur presque tous les points; il ne reste que deux ou trois érosions circonscrites à l'état de plaies simples.

Le 9. Il reste à peine une érosion sur le col large comme une tête d'épingle. Exeat.

Obs. XXIV. — Chancre du col. Chancres extérieurs. (Observation recueillie dans le service de M. Fournier.)

R .. (Marie), 22 ans, couturière, entrée le 29 novembre 1872, dans le service de M. Fournier, salle Saint-Alexis, nº 30, sortie le 20 janvier 1873.

Aurait eu déjà deux fois une semblable maladie ; à l'entrée du vagin, à gauche, et à la fourchette : ulcérations irrégulières à sécrétion abondante, creuses, surtout celle de la fourchette. A droite, érosion circulaire, recouverte d'épithélium blanchi. Diagnostic : érosions chancreuses.

Chancre du col difficile à voir, parce qu'il est très-saignant.

Ganglions inguinaux, volumineux, tendus.

Inoculation à la cuisse droite avec le pus des plaies vaginales. Inoculation sur la cuisse gauche avec le pus des plaies de l'entrée du vagin.

2 décembre. Inoculation positive et profonde à droite, probablement positive à gauche.

Le 24. Les ulcérations vaginales sont presque cicatrisées, et cela sans traitement.

L'inoculation a été probante à chaque cuisse.

Obs. XXV. — Chancre du col. Chancres extérieurs. (Observation recueillie dans le service de M. Fournier.)

H... (Marie), 19 ans, entrée le 2 octobre 1872 à Lourcine, dans le service de M. Fournier, salle Saint-Louis. nº 27.

Cette malade s'est aperçue, il y a quatre jours, d'une grosseur à l'aine droite, douloureuse. Elle nie tout antécédent de maladie vénérienne.

Folliculites légèrement érodées et discrètes aux plis génito-cruraux et sur les grandes lèvres.

A l'anus, ulcération creuse, grisâtre au centre, d'un rouge vif aux bords, ayant l'aspect d'un chancre simple. Cette ulcération daterait de huit jours, au dire de la malade.

Au spéculum, nous trouvons un chancre du col. Ce chancre est très-grand, couvrant tout le sommet du col, grisâtre, irrégulier, à fond gris lardacé, pseudo-membraneux, présentant des points jaune rougeâtre; pourtour entamé superficiellement; sur quelques points dépressions notables.

Diagnostic : Chancre simple du col. Chancre simple de l'anus.

Sur le corps, une demi-douzaine de papulo-macules et de macules; dans le dos, une papule bien cerclée; à la nuque quelques papules. Adénopathie cervicale latérale double.

Depuis quelques jours maux de tête; rien à la gorge; un ganglion dans l'aine droite, très-légèrement douloureux.

En somme syphilis certaine.

8 octobre. Tout est cicatrisé à la vulve. Le chancre de l'anus va bien.

Le chancre du col est absolument modifié, superficiel, bourgeonnant, rosé, de bon aspect.

Le 14. Le chancre de l'anus est en réparation; le chancre du col est également en réparation ; il est rosé, saignant sous le pinceau, légèrement granuleux; il ressemble absolument aux lésions de la métrite granuleuse. On le touche avec la solution de nitrate d'argent au 30e.

Le 21. Le col ne présente plus aujourd'hui qu'une surface érodée, ressemblant autant que possible à une simple lésion d'origine inflammatoire.

Le chancre de l'anus est encore creux et paraît entrer en réparation.

Le 28. Le chancre de l'anus est en voie très-avancée de réparation.

Il ne reste plus sur le col qu'une surface rouge, à peine érosive, entourant l'orifice sur un espace large comme une pièce de quatre sous.

Obs. XXVI. — Chancres simples du col et de la fourchette. (Observation recueillie dans le service de M. Fournier.)

P... (Julie), 24 ans, boutonnière, entrée le 31 octobre 1871 à l'hôpital de Lourcine, salle Saint-Clément n° 25. Sortie le 20 novembre 1871.

A été réglée à 16 ans, l'est toujours régulièrement pendant trois jours, et abondamment; pertes blanches; a eu deux enfants, l'un à 19 ans, l'autre à 20 ans; sont morts tous deux.

A été trois fois depuis huit ans à l'hôpital Saint-Louis, chez MM. Bazin et Guibout pour un eczéma aux oreilles et à la face.

Elle ne se sent malade que depuis huit jours. Rien au corps, rien aux aines, pas de pléiade cervicale, rien à la gorge, ne perd pas ses cheveux.

Folliculite des grandes lèvres. Chancre simple à la fourchette. Rien à l'anus.

Col gros; orifice entouré d'érosions chancreuses à la grande lèvre gauche; trois follicules enflammés côte à côte, à sommet cratériforme, peu ouvert encore; un autre un peu au-dessous à droite.

2 novembre. Les surfaces des érosions du col sont modifiées aujourd'hui, mais le chancre du col n'est pas douteux.

Diagnostic : Chancres simples du col et de la fourchette,

Le 4. Tout est guéri. Exeat.

Obs. XXVII. — Chancres du col en réparation avancée. Chancres extérieurs. (Observation recueillie dans le service de M. Fournier.)

A... (Marie), 22 ans, entrée le 22 octobre à l'hôpital de Lourcine, dans le service de M. Fournier, salle Saint-Clément n° 42. Sortie le 18 janvier 1869.

Elle dit avoir eu, il y a cinq mois, un bouton à la grande lèvre gauche, lequel s'est passé et est revenu. Elle n'a jamais rien pris à l'intérieur. Derniers rapports il y a quinze jours.

23 octobre. Etat actuel : Aujourd'hui, érosion dure à la grande lèvre gauche. Plaie de la fourchette assez creuse, ayant tout l'aspect d'un chancre simple.

Au col, plaies excentriques, irrégulières, sinueuses, rougeâtres, en réparation, semblant bien être des chancres en réparation. Le diagnostic nous paraît même très-peu douteux.

Enorme adénopathie gauche, grosse comme un gros citron, formant une masse un peu douloureuse. A droite masse semblable, mais rosée à son sommet, mollasse et comme fluctuante (cependant la fluctuation est douteuse).

Diagnostic : Chancre du col en réparation très-avancée; chancre consécutif de la fourchette; une ou deux érosions chancreuses de voisinage en réparation très-avancée. Il ne reste de doute que pour l'érosion dure de la grande lèvre gauche; cette érosion a été cautérisée par la malade elle-même, et la dureté pourrait bien résulter de la cautérisation, ce qui explique le peu de développement du chancre de la fourchette, et le fait qu'il est unique, ou à peu près, c'est que ces chancres sont secondaires, consécutifs au chancre du col qui est primitif.

Le 24. Nous remarquons ce fait que le bubon droit est mou, sans être fluctuant. Rien sur le corps, sauf de l'acné.

Le 29. Ouverture du bubon.

(Le reste de l'observation a trait à une syphilis concomitante).

Obs. XXVIII. – Chancre du col. Chancres extérieurs. (Observation recueillie dans le service de M. Fournier.)

S. (Pauline), 20 ans, blanchisseuse, entrée le 4 avril 1871, dans le service de M. Fournier, salle Saint-Clément, n° 8 ; sortie le 15 avril 1871.

Bien réglée, pas d'enfants ni de fausses couches; bonne santé habituelle ; pas de maladies vénériennes antérieures. Un peu de leucorrhée.

Début des accidents impossible à préciser ; elle dit être malade depuis trois semaines seulement ; elle s'est aperçue de la présence dans l'aine gauche d'une tumeur qui lui cause de temps à autre des douleurs lancinantes.

Rien sur le corps; pas d'angine, pas de croûtes dans les cheveux; ganglions cervicaux un peu engorgés.

Un gros ganglion, douloureux à la presssion, dans l'aine gauche. Vulve saine. A la fourchette, une ulcération profonde à base inexplorable, à bords taillés à pic, à fond jaunâtre, ayant tous les caractères d'un chancre simple.

Au spéculum nous trouvons toute la périphérie de l'orifice cervical envahie par une vaste ulcération à bords très-nets, à fond gris jaunâtre, semblant se continuer un peu dans la cavité. Diagnostic : Chancre du col. Ecoulement vaginal légèrement purulent.

Pansement avec la solution de nitrate d'argent au 30e.

Le 7 avril. Le chancre s'est déjà converti en une érosion légèrement papuleuse siégeant tout autour de l'orifice.

Le 12. Le col est complétement guéri; il reste tout au plus un peu de rougeur autour de l'orifice

Le 15. Exeat.

Obs. XXIX. — Chancres du col. Chancres extérieurs. (Observation recueillie dans le service de M. Fournier.)

A. (Marie). 25 ans, fille soumise, entre le 8 août 1871 à Lourcine, service de M. Fournier, salle Saint-Clément, nº 18. Sortie le 27 septembre 1871.

Réglée à 17 ans, très-régulièrement; jamais de grossesse; bonne santé habituelle.

Pas de syphilis antérieure; pas de perte de cheveux, jamais de maux de gorge, jamais de taches sur le corps. Sensibilité intacte; pas de douleurs dans les membres.

Examen des organes génitaux. Deux boutons sur la grande lèvre gauche; méat urinaire rouge, paraissant enflammé.

Chancre simple du col. Les deux lèvres du col sont le siége de lésions; l'une située sur la lèvre supérieure, paraît assez fortement érosive, l'autre sur la lèvre inférieure est au contraire papuleuse. La première a les dimensions d'un pois, la seconde celles d'une fève. Ces deux chancres ont une coloration chamois bien accusée avec un liseré circonférentiel carmin.

Sur la grande lèvre droite, petite ulcération un peu creuse qui pourrait loger une tête d'épingle; sur la grande lèvre gauche, érosion herpétiforme. Petite ulcération à l'anus mal accusée; nous diagnostiquons chancre simple surtout en raison de la coloration vive, animée.

Les ganglions ne sont pas engorgés.

16 septembre. Il ne reste sur le col qu'une rougeur à peine érosive.

Le 27. Sort guérie.

Obs. XXX. — Chancres du col. Chancres extérieurs. (Observation recueillie dans le service de M. Fournier.)

B. (Elisabeth), 25 ans, cuisinière, entrée à la salle Saint-Alexis nº 39, le 16 janvier 1872. Présente une érosion sur la grande lèvre gauche et une pustule folliculaire, paraissant être un chancre naissant à l'entrée du vagin.

Sur le col, trois ulcérations, une grosse comme un haricot, presque perpendiculaire à l'extrémité droite de l'ouverture du col, et deux grosses comme des grains de chenevis sur la lèvre antérieure. Ces ulcérations présentent une coloration chamois. Diagnostic Chancres simples du col utérin.

Le 12. On fait une inoculation avec le pus du chancre du col.

Le 16. Inoculation probablement positive.

Le 19. *Statu quo* pour l'ulcération du col. Inoculation paraissant douteuse.

Le 20. L'érosion à gauche, à l'entrée du vagin, est devenue assez profonde; le petit chancre folliculaire de la grande lèvre gauche n'a pas encore grandi; l'inoculation paraît encore douteuse.

Le 22. L'inoculation est positive. On cautérise le chancre avec la pâte carbo-sulfurique.

Le 28. Le chancre utérin a perdu sa teinte jaune; il est devenu jaune rouge et fortement papuleux; les ulcérations de l'entrée du vagin se réparent.

10 février. Le chancre du col s'est beaucoup rétréci (sans traitement); aujourd'hui il offre l'aspect d'une papule rosée.

Le 15. Amélioration du chancre.

Le 20. Il ne reste sur le col que trois surfaces rouges, chacune de l'éten due d'une tête d'épingle.

Le 27. Guérison du col sans la moindre cicatrice.

Obs. XXXI. — Chancre du col. Pas de chancre extérieur. (Observation recueillie dans le service de M. Fournier.)

D. (Emilie), 18 ans, entrée le 31 août 1869 à Lourcine, dans le service de M. Fournier, salle Saint-Clément, n° 31, sortie le 12 octobre 1869.

Cette malade dit n'avoir jamais eu de maladies vénériennes. Elle est bien réglée d'habitude; n'a jamais eu de grossesse. Dernier coït il y a huit jours. Elle s'est aperçue d'un écoulement il y a six semaines; les rapports sexuels étaient douloureux.

Etat actuel. Leucorrhée uréthrale; pas de douleurs pendant la miction; quelques ganglions durs, indolents à droite; à gauche rien d'appréciable.

Au spéculum nous trouvons une ulcération occupant tout le pourtour de l'orifice du col, et paraissant y pénétrer; cette ulcération couvre tout le sommet du col; elle a bien la dimension d'une pièce de deux francs. Elle a tout l'aspect d'un chancre simple.

2 septembre. Même état de la plaie du col.

Le 10. La plaie du col demeure stationnaire.

Le 18. L'ulcération du col n'a plus aujourd'hui aucun caractère; elle paraît aussi simple que possible. Cette évolution rapide, cette guérison hâtive ne laissent aucun doute sur la nature chancreuse de l'ulcération.

12 octobre. Erosion du col presque entièrement guérie. Exeat.

Obs. XXXII. — Chancres simples du col. Pas de chancre extérieur. (Observation recueillie dans le service de M. Fournier.)

B. (Julie), 19 ans, couturière entrée le 12 mai 1872 dans le service de M. Fournier, salle Saint-Alexis, n° 34.

Vaginite et uréthrite purulentes depuis quinze jours; un seul petit ganglion de chaque côté.

Nous trouvons au spéculum une vaste érosion occupant la plus grande partie de la lèvre inférieure et s'étendant même sur la supérieure; sur cette même lèvre nous trouvons une série d'ulcérations cratériformes qui semblent disposées comme les alvéoles d'un gâteau de miel; ces ulcérations, à fond franchement jaunâtre, ont tous les caractères des chancres simples. Le diagnostic « chancres simples » ne nous laisserait même aucun doute, si la vulve n'était parfaitement saine. Nous ne voyons en effet aucun chancre extérieur.

Obs. XXXIII. — Chancre simple du col. Réparation rapide et spontanée. (Thèse de Grivot-Grandcourt.)

« Une femme arrive à l'hôpital de Lourcine, dans le service de M. Robert; en l'examinant au spéculum, on trouve un ulcère avec les caractères indiqués plus haut. Pour plus de certitude, M. Robert pratiqua sur la cuisse l'inoculation du liquide recueilli à la surface avec un tampon de charpie; trois pustules succèdent bientôt aux trois piqûres. Quelques jours après on examine de nouveau, l'ulcère alors est rosé, non déprimé, plus étendu qu'à l'époque du premier examen et ne présente rien de particulier qui le distingue des ulcérations ordinaires. Sans le premier examen, rien n'eût indiqué la nature syphilitique de l'affection; et notez qu'aucun topique local n'avait été appliqué, qu'on n'avait pas cautérisé. Cette malade ayant été forcée de quitter l'hôpital peu de jours après, je ne puis savoir ce qui est arrivé plus tard.

Sur une autre malade, qui était placée dans le service de M. Michon, j'ai observé un changement analogue et à peu près dans les mêmes circonstances. »

Obs. XXXIV. — Chancre du col. Chancres extérieurs. Herpès symptomatique. (Observation recueillie dans le service de M. Fournier.)

F. (Marie), 18 ans, lingère, entrée à Lourcine dans le service de M. Fournier, salle Saint-Clément, n° 36, le 24 septembre 1870; sortie le 28 novembre 1870.

Cette malade est réglée depuis l'âge de 16 ans, mais irrégulièrement. Ses dernières règles remontent à deux mois, et elles furent peu abondantes. Elle a beaucoup de leucorrhée, surtout depuis six mois. Maux d'estomac fréquents, pas de nausées ni de vomissements.

Les premiers rapports sexuels datent d'environ six mois; depuis deux mois ils ont cessé.

Mais elle a eu, il y a quinze jours, un rapport, un seul, dit-elle, avec un individu qui est entré depuis à l'hôpital du Midi pour une affection vénérienne, dont elle ne connaît pas la nature.

Il y a cinq à six jours seulement qu'elle a ressenti une légère cuisson à la vulve, et a vu apparaître les boutons actuels. Peu de douleur à la miction, pas de taches sur le corps, pas de maux de tête.

Elle présente à l'extérieur de l'intertrigo, une éruption d'herpès très-confluente, et de la vulvite.

Le 25. Au spéculum, on trouve une érosion du col, contournant comme un croissant l'extrémité droite de l'orifice cervical dans laquelle elle semble pénétrer; cette érosion est grosse à peu près comme une féve; elle paraît de nature chancreuse.

Le 27. A l'entrée du vagin, à gauche, une ulcération assez creuse paraissant chancreuse.

La lèvre antérieure du col bourgeonne et devient fortement papuleuse, couleur rouge grisâtre.

Les vésicules d'herpès sont cicatrisées.

Quelques ganglions inguinaux peu significatifs.

Le 30. A droite de la vulve, autre érosion récente.

3 octobre. Large chancre creux à l'entrée du vagin, à gauche; un autre petit à droite, un autre petit sur les lèvres.

Le chancre du col a l'aspect papuleux gris rosé et se répare.

Le chancre de l'entrée du vagin est au contraire très-creux et augmente.

Le 10. Les chancres extérieurs se réparent très-activement; ceux de l'entrée du vagin sont très-creux, très-ulcéreux (types de chancres simples).

Ceux du col utérin présentent l'aspect de papules grisâtres entourées d'une auréole carmin. Ils sont fortement papuleux.

Le 21. L'érosion du col persiste; elle est d'un rouge ardent.

Le 25. La lésion du col est en réparation très-avancée.

22 novembre. Le col est presque guéri.

Le 28. La malade sort en bon état.

CHAPITRE III.

CHANCRE SYPHILITIQUE DU COL.

I. *Fréquence.*

Sur 249 cas de chancres syphilitiques observés chez la femme, M. Fournier à trouvé :

Chancre	des grandes lèvres.	114 cas
—	des petites lèvres.	55 cas
—	de la fourchette.	38 cas
—	du col utérin.	15 cas
—	de la région clitoridienne.	10 cas
—	de l'entrée du vagin	9 cas
—	du méat urinaire ou de l'urèthre.	7 cas
—	de la commissure supérieure de la vulve.	2 cas
—	du vagin proprement dit.	1 cas douteux

Il ressort de cette statistique que le chancre syphilitique est dans l'immense majorité des cas localisé à la vulve ; mais qu'immédiatement après la vulve, c'est le col qui en est le siége le plus habituel ; en un mot des chancres rares, le chancre utérin est le plus fréquent. Et encore M. Fournier n'a-t-il compris, dans cette statistique que les chancres non douteux, ceux dont le diagnostic est tout à fait certain ; s'il avait fait entrer en ligne de compte tous ceux dont la nature infectante a paru seulement probable, le nombre de ces chancres aurait beaucoup augmenté. En effet, je n'ai pas moins de treize observations sous les yeux, où le diagnostic a été réservé, soit que les caractères de la lésion aient été déjà effacés au moment de l'examen, soit que la malade ait quitté le service prématurément. Ces observations, je ne puis m'en servir, mais il est probable qu'il s'y trouve quelques chancres infectants bien authentiques.

Les conclusions auxquelles cette statistique nous

amène ne sont pourtant pas celles auxquelles d'autres statistiques nous conduiraient. Celle de M. Carrier par exemple, ne contient pas un seul cas de chancre syphilitique du col ; celle de M. Clerc n'en contient qu'un sur 113 chancres tant génitaux qu'extra-génitaux. Il n'est cependant pas possible d'admettre que M. Fournier soit tombé sur une série ; dans un espace de cinq années, chaque année a apporté son contingent presque aussi nombreux de chancres du col ; quant à moi j'en ai observé deux bien nets pendant un séjour de quatre mois à Lourcine. M. Fournier a donc pu dire à sa clinique : « Il ne se passe guère de trimestre où nous n'en ayons au moins un exemple dans nos salles ». Il faut ajouter même que les chiffres que nous donnons sont certainement au dessous de la réalité ; nous pourrions en effet repéter à cette place ce que nous avons dit à propos du chancre simple de même siége : le chancre syphilitique utérin doit passer aussi souvent inaperçu que le chancre simple, et cela pour les mêmes raisons : il est caché aux yeux, il n'avertit de sa présence par aucun phénomène morbide ; il se modifie et guérit très-vite et spontanément ; nous aurons à revenir sur ces points tout à l'heure. Pour expliquer la contradiction où nous sommes avec les auteurs, il faut de deux choses l'une : ou que notre diagnostic ait été inexact, que nous ayons pris pour des chancres infectants d'autres lésions soit vénériennes soit même simplement inflammatoires, ou bien que les chancres qui ont pu s'offrir à l'observation des auteurs précités n'aient pas été reconnus par eux. C'est au lecteur de nos observations de juger si elles sont probantes.

Notre statistique nous fournit encore un autre enseignement : elle nous montre la rareté du chancre de la partie moyenne et supérieure du vagin ; nous ne possédons qu'un cas d'ulcère primitif du cul-de-sac postérieur : encore est-il douteux. A l'entrée du vagin au contraire, immédiatement derrière les caroncules, le chancre infectant, plus rare que sur le col, se rencontre quelquefois. Ici nous sommes complètement d'accord avec MM. Clerc et Carrier, qui ne signalent pas dans leurs statistiques un seul cas de chancre vaginal.

On se rappelle que nous avons fait les mêmes remarques à propos du chancre simple. Cependant la propriété qu'a ce dernier d'inoculer les parties qui l'entourent, permet de temps en temps aux chancres simples du col de produire des ulcères de même nature sur la paroi des culs-de-sac et en particulier du cul-de-sac postérieur; de telle sorte qu'en somme on trouve plus souvent encore dans le vagin des chancres simples que des chancres infectants; mais la différence à ce point de vue entre les deux lésions est plus apparente que réelle; car il est aussi rare de voir un chancre simple se développer *primitivement* dans le vagin que d'y rencontrer un chancre syphilitique.

II. *Caractères cliniques.*

Siége.— Sur 19 observations de chancres syphilitiques du col, nous trouvons :

Chancres occupant les deux lèvres et se perdant dans l'orifice qu'ils entourent complètement . . . . . 8.

Chancres n'occupant qu'une lèvre ou qu'un côté du museau de tanche, mais se perdant dans l'orifice, qui reste libre seulement en partie . . . . 7.

Chancres occupant un point quelconque du museau de tanche, sans atteindre l'orifice. . . . . 4.

La plupart de ces chancres sont donc centraux, soit qu'ils entourent complètement l'orifice du col, auquel cas il n'y a qu'un chancre, soit qu'ils ne l'abordent que sur un point ; on peut alors trouver tantôt un seul chancre tantôt plusieurs qui atteignent l'orifice chacun de son côté sans se confondre. Il est très-peu de chancres complètement excentriques, c'est-à-dire tout à fait isolés de l'orifice cervical ; mais il en est davantage qui sans être excentriques sont déjetés de côté, sont asymétriques, caractère qui les rend suspects à première vue et les distingue tout d'abord des ulcérations vulgaires. C'est indifféremment la lèvre antérieure ou la lèvre postérieure qui est atteinte, quand elles ne le sont pas simultanément. Dans la plupart des cas, le chancre arrive jusqu'à l'orifice du col ; mais y pénètre-t-il à une profondeur notable? Dans beaucoup de cas on ne saurait le dire ; le col est trop ferme pour qu'on en puisse écarter les lèvres ; mais chez les femmes qui ont eu des enfants, qui ont l'orifice élargi, on a pu suivre l'ulcération jusqu'à une certaine profondeur ; dans un des cas que j'ai observés, en appuyant assez fortement sur le spéculum Cusco mis en place, on pouvait entrouvrir l'orifice, lequel était ulcéré dans tous les points que le regard atteignait. On conçoit que le chancre syphilitique pourrait être exclusivement limité à la cavité cervicale ; mais si le fait est admissible, il n'est pas démontrable par l'inoculation comme pour le chancre simple.

Nombre. — Dans 16 de nos observations, on n'a rencontré sur le col utérin qu'un seul chancre ; trois fois on en a observé 2 ; jamais ce nombre n'a été dépassé, sauf en un cas où nous trouvons mentionné cinq érosions lenticulaires, grises, pseudo-membraneuses; mais le nombre même des lésions rend l'authenticité de ces chancres très-douteuse. Nous pouvons donc affirmer que la règle est que le chancre syphilitique soit unique. Nous retrouvons là la tendance qu'a cette lésion à demeurer solitaire.

Forme. — La forme du chancre infectant de la matrice n'est pas caractéristique; dans quelques-unes de nos observations nous le trouvons comparé à une fève, à une amande, à un pois, à une pièce de monnaie; ces comparaisons ne disent rien, sinon qu'il se rapproche plus ou moins de la forme circulaire; il n'a donc pas sur le col utérin une forme différente de celle qu'il présente partout ailleurs.

Etendue. — Elle est variable, mais dans d'assez étroites limites; on ne trouve guère de tout petits chancres; la plupart sont comparables pour l'étendue à une fève, une amande, une pièce d'un franc; telles sont les dimensions ordinaires; quelquefois, mais plus rarement le chancre occupe presque toute la surface du museau de tanche et nous le trouvons alors comparé à une pièce de cinq francs, etc. Les chancres les plus volumineux sont, on le conçoit facilement, les chancres centraux; les excentriques, surtout s'ils sont multiples, ont des dimensions moindres en général.

Aspect, couleur. — Quand on découvre avec le spéculum un chancre syphilitique sur le col, ce qui frappe d'abord c'est la couleur de la lésion qu'on a sous les yeux. La plupart des chancres sont d'un gris blanchâtre; ils ont une teinte pâle, blafarde, une mauvaise mine, en un mot; on croirait dans quelques cas le col recouvert d'une plaque diphthéritique. Cette teinte n'est pas toujours aussi tranchée et nous ne voudrions pas en exagérer l'importance clinique, pour donner à notre description une netteté que la réalité ne présente pas. Si on ne voulait diagnostiquer un ulcère syphilitique primitif qu'à la condition de rencontrer un col blanc, on risquerait fort d'en méconnaître beaucoup. Le fond de l'ulcération varie du blanc mat au jaune clair; mais cette nuance est rarement pure; elle est ordinairement plus ou moins grisâtre, par conséquent assez indécise et difficile à définir exactement; le mieux pour en donner une bonne idée est de la comparer à des objets bien connus; dans nos observations, ce chancre est comparé à plusieurs reprises pour la coloration au gras de lard; il offre un fond d'un gris lardacé « comparable à la coupe des tumeurs dites squirrheuses » (Fournier). Dans les cas rares, où la teinte vire au jaune, cette teinte n'est que passagère; avant que la lésion se modifie elle revêt souvent une coloration blanchâtre plus caractéristique; on trouvera deux exemples de ce fait dans nos observations. D'ailleurs la coloration du chancre syphilitique est loin d'être uniforme en tous les points; sans même parler des bords, sur lesquels je reviendrai dans un instant, le fond est souvent plus blanc en certains points que dans d'autres; ou bien sur un fond lardacé on trouve un piqueté rouge, etc. On trouvera indiqués dans nos observations, à propos de chaque chancre en particulier, ces petits détails descriptifs, qu'il serait fastidieux de reproduire ici. On conçoit que cette coloration, sur laquelle nous avons suffisamment insisté, tranche fortement sur celle des parties saines environnantes. Mais à quoi est-elle due ? A une sécrétion blanchâtre, adhérente, comme pseudo-membraneuse. Cette fausse membrane, quoique assez intimement adhérente, peut s'enlever par le frottement ; quelquefois elle forme seulement une pellicule pultacée qui peut se détacher par endroits, par ilôts ; elle ne recouvre donc pas toujours complètement le fond. Quand l'ulcère est complètement dépouillé de cette sorte d'enduit, il prend une couleur chair musculaire.

Les bords se distinguent du centre par leur coloration, le plus souvent du moins. En général ils sont plus rouges ; quelquefois ils sont d'un rouge vif ; ils forment alors un liséré, une véritable collerette purpurine. Ce liséré circonférentiel peut être discontinu.

L'ulcération chancreuse du col peut être assez profonde ; mais c'est exceptionnel ; dans beaucoup de cas au contraire, elle constitue une simple érosion superficielle, plate, quelquefois même élevée au centre, papuleuse ; en tous cas, elle a une tendance marquée à prendre cette forme, après être restée plate ou même excavée pendant quelque temps. Cette érosion, qu'elle soit plate ou papuleuse, n'est nullement granuleuse, mais au contraire lisse, unie ; dans une de nos observations même elle présentait un aspect vernissé.

Quand le chancre syphilitique du col est tout à fait plat et à plus forte raison quand il est papuleux, il n'a pas de bords à proprement parler ; ses limites sont simplement marquées par le liséré dont j'ai parlé tout à l'heure ; dans le premier cas, en effet, il se trouve de plain pied avec les parties voisines ; dans le second, il s'incline vers elles en pente douce.

Je viens d'énumérer en détail tous les traits du chancre syphilitique ; j'ai cherché à rendre ma description aussi complète que possible; mais, si elle est complète et exacte, elle ne possède peut-être pas autant que je voudrais, le mérite avant tout enviable de la clarté. Qu'il me soit donc permis de la résumer en quelques mots :

Le chancre syphilitique du col siége indiffèremment sur tous les points de cet organe; il est ordinairement unique; il n'affecte pas de forme spéciale; il se présente d'habitude sous l'aspect d'une érosion plate, grisâtre, pâle et blafarde, nettement circonscrite par un liséré rouge vif.

Sécrétion. — Dans aucune des observations que j'ai sous les yeux, il n'est pas fait mention de la secrétion du chancre syphilitique du col; ce chancre ne secrète pas en effet plus abondamment en ce point que partout ailleurs. A peine trouve-t-on assez de muco-pus à sa surface pour pratiquer une inoculation. D'ailleurs l'inoculation de ce liquide sur le malade même reste toujours sans résultat. Ce caractère, pour être négatif, n'en a pas moins une valeur clinique considérable, puisqu'il différencie absolument le chancre syphilitique du chancre simple.

Les liquides vaginaux et utérins ne sont pas ordinairement augmentés en quantité; pourtant, dans un des cas que j'ai observés, et où le chancre pénétrait profondément dans la cavité intra-cervicale, j'ai remarqué alors que la lésion offrait encore tous ses caractères, l'écoulement par l'orifice d'un liquide clair, ténu, très-abondant qui, pendant un examen au spéculum un peu long, fait pour décrire le chancre dans tous ses détails, avait rempli tout le cul-de-sac postérieur, et s'écoulait le long de la branche inférieure de l'instrument; deux ou trois jours après, au moment où la plaie s'est mise à bourgeonner, ce liquide, changeant très-rapidement de caractère, devint puriforme, puis franchement purulent.

De l'induration du chancre syphilitique du col. — La plupart des auteurs sont unanimes à déclarer que ce chancre n'offre pas d'induration appréciable. M. Bernutz, MM. Boys de Loury et Costilhes tiennent à ce propos le même langage; selon M. Guérin, il est rare que le doigt puisse donner des renseignements sur la consistance des chancres du col. Nous savons que M. Després n'a jamais vu sur l'utérus que des chancres non indurés; c'est même une des raisons qui, d'après lui, rendraient impossible la distinction des deux chancres, quand ils occupent le museau de tanche. Beaucoup d'auteurs enfin ne parlent même pas du signe qui nous occupe. Il en est d'autres cependant qui l'ont rencontré quelquefois; ainsi Bennet (1) rapporte l'observation d'une malade chez laquelle un chancre infectant produisit « une induration graduelle de la lèvre antérieure du col, laquelle finit par prendre la dimension d'une petite noix. » M. Rossignol (2), après avoir constaté la rareté de l'induration, ajoute : « Cependant on observe exceptionnellement au pourtour une densité, une induration manifeste. Dans deux observations, cette induration a été constatée par M. Boys de Loury lui-même. » Enfin Ricord (3),

(1) Traité pratique de l'inflammation de l'utérus, de son col et de ses annexes. Paris, 1850.
(2) Loc. cit.
(3) Leçons sur le chancre.

dans un cas exceptionnel, puisqu'il s'agissait d'une malade affectée de prolapsus utérin, a pu palper le chancre entre deux doigts et en constater l'induration. « J'ai eu l'occasion, dit-il dans ses leçons sur le chancre, d'observer un chancre du museau de tanche sur une femme affectée de prolapsus utérin ; le col pouvait dans de telles conditions être aussi facilement saisi entre les doigts et aussi délicatement exploré que l'extrémité de la verge. Eh bien! la base de ce chancre présentait une induration toute spéciale, chondroïde, presque ligneuse, qui se détachait très distinctement de la dureté propre à l'organe sur lequel s'était développée la lésion. »

Nos observations s'accordent parfaitement avec les faits précédents. Dans la plupart des cas, le doigt introduit dans le vagin n'a perçu aucun changement de consistance au niveau de la lésion du col. Dans deux cas seulement, le chancre offrait une induration très-manifeste, quand on le touchait avec le doigt; et cette induration était même assez prononcée pour se faire sentir encore quand on le touchait avec un pinceau pour le déterger. Mais ce sont là des cas rares.

Ce qui l'est moins, c'est de trouver le col hypertrophié dans sa totalité; j'ai cinq observations qui témoignent de la réalité de ce fait ; le museau de tanche est alors parfois énorme, il frappe vraiment par son volume ; il peut même être déformé, comme je l'ai vu dans un cas où la lèvre postérieure très-proéminente dépassait d'un demi-centimètre à peu près la lèvre inférieure. Malgré cette hypertrophie, le col n'est pas toujours dur ; dans le cas dont je parle, il ne l'était nullement; mais, dans d'autres, sa dureté est au contraire remarquable ; c'est selon M. Fournier, « une dureté spéciale, une dureté sèche, cartilagineuse, paraissant résulter d'un exsudat superficiel d'un néoplasme infiltrant les tissus. » Cette hypertrophie scléreuse qui envahit tout le col ne pourrait-elle être comparée à celle qu'offre si souvent la petite lèvre dans les mêmes conditions? On sait en effet que les petites lèvres, quand elles sont le siége d'un chancre syphilitique, participent souvent à l'induration dans toute leur étendue; on les voit revêtir alors une apparence singulière; elles font hors de la vulve une forte saillie, en écartant les grandes lèvres, et proéminent comme une cloison rigide; si on les palpe, on sent une résistance ligneuse, qui n'a rien de commun ni avec la rénitence inflammatoire ni avec l'œdème, car le doigt n'y laisse aucune empreinte. Les chancres de la région clitoridienne provoquent souvent le même phénomène et indurent en masse toute la région; ces faits, que nous constatons presque chaque jour à Lourcine, me semblent pouvoir être rapprochés de l'hypertrophie que les chancres syphilitiques déterminent parfois sur le col.

Je viens de décrire ici assez longuement, trop longuement peut-être, les diverses formes de l'induration du chancre du col; car le plus souvent on ne trouve rien de semblable, il est aisé de voir pourquoi. En premier lieu, le col est naturellement dur, résistant au toucher; il est donc très-difficile de distinguer sa consistance propre de celle de la lésion qu'il porte ; de plus, sa muqueuse n'est pas mobile; elle est adhérente au tissu sous-jacent; le chancre ne peut donc pas davantage en être distingué; chancre et col se présentent tout d'une pièce. Mais c'est surtout la situation profonde de l'organe qui empêche l'exploration ou qui la rend illusoire. On ne peut, en effet, introduire qu'un doigt dans le vagin, et presser sur le col de bas en haut, comme dans une exploration ordinaire. Or, est-ce ainsi qu'on perçoit l'induration chancreuse? Nullement. On ne peut constater par ce procédé que les indurations énormes, celles qui font saillir le chancre, et sont appréciables à la vue autant qu'au toucher. Mais ne sait-on pas que ces indurations sont exceptionnelles, que très-souvent l'induration syphilitique est beaucoup moins appréciable, et veut être recherchée de toute autre façon ? Qu'il me soit permis d'ouvrir à ce propos une courte parenthèse, qui du reste trouve ici naturellement sa place, et me servira à compléter la question de l'induration dans les chancres utérins.

Comment se présente l'induration chancreuse, et de quelle façon la constate-t-on ?

On se contente dans la plupart des livres d'indiquer que la base du chancre infectant est indurée; mais comment faut-il s'y prendre pour rechercher et percevoir ce signe, on ne le dit pas; j'ai pu m'assurer cependant par moi-même que ce signe, comme tous les autres signes physiques, ne peut être apprécié que si on s'astreint à une méthode rigoureuse; plusieurs fois une induration, qui d'abord m'échappait complètement, m'a semblé ensuite bien évidente quand je recommençais l'examen, sous la direction de M. Fournier. Il faut donc apprendre à palper un chancre, comme on apprend à percuter, à sentir la fluctuation, etc. L'induration chancreuse en effet, chez la femme surtout, n'est pas toujours très-importante; elle ne s'impose nullement à un examen rapide et inattentif; très-souvent elle est superficielle, peu prononcée, donnant simplement la sensation d'une feuille de parchemin ou même de papier placée sous l'ulcération; dans bien des cas même, il est bon, après avoir palpé le chancre, de prendre entre les doigts un pli des téguments sains voisins pour bien apprécier la différence. De plus, l'induration ne s'étend pas au delà des limites du chancre, elle ne le déborde pas; elle lui est au contraire exactement superposée. De ces caractères de l'induration chancreuse résultent les préceptes suivants sur lesquels M. Fournier insiste à chaque instant : 1° Saisir le chancre entre le pouce et l'index parallèlement aux téguments; 2° le saisir non pas à une certaine distance de ses bords, comme s'il s'agissait de rechercher une rénitence inflammatoire plus ou moins diffuse, mais au niveau même de ses bords; 3° le saisir aux extrémités mêmes d'un de ses diamètres, à ses deux pôles, selon l'expression de M. Fournier; 4° le saisir non pas profondément, car l'induration n'est pas toujours profonde, mais superficiellement, en le soulevant «comme si on voulait le détacher des parties sous-jacentes. »

Eh bien ! pour en revenir au chancre utérin, comment pourrait-on en percevoir l'induration? Il faudrait avant tout introduire deux doigts dans le vagin; comme cette manœuvre est impossible, on se contente d'en introduire un et on touche comme dans les cas ordinaires; or, un pareil toucher pratiqué au niveau d'un chancre induré situé à l'extérieur, n'apprendrait rien, et ne permettrait pas d'en apprécier l'induration; il ne peut donc pas davantage la faire apprécier sur le col.

Ces remarques sont ici d'autant mieux à leur place, que l'induration du chancre utérin doit être en réalité peu prononcée. A mesure en effet qu'un chancre devient plus interne, plus profond, il perd de sa dureté. « Au delà de l'anneau vulvaire, dit M. Ricord, dans le vagin l'induration perd de sa résistance, de sa netteté, elle peut manquer même. » Il n'est même pas nécessaire de franchir l'anneau vulvaire pour voir l'induration s'atténuer, prendre la forme parcheminée, foliacée. C'est cette forme qu'elle affecte déjà assez souvent sur les petites lèvres, sur le clitoris et son capuchon; à la fourchette, au vestibule, sur les caroncules myrtiformes, à l'entrée du vagin, l'induration est positivement rare ou peu accusée. Si bien qu'à mesure que l'exploration est plus difficile, elle devient moins nécessaire.

On trouvera peut-être que j'insiste beaucoup sur la question de l'induration chancreuse; qu'il était inutile d'en tant parler pour conclure en fin de compte qu'elle n'existe pas sur le col et qu'en tout cas on ne peut l'apprécier. Si j'en ai tant parlé, c'est que je n'avais pas seulement en vue le chancre du col; j'ai voulu montrer en même temps que ce signe, donné comme pathognomonique, fait très-souvent défaut, qu'on se tromperait étrangement en ne considérant comme syphilitiques que les chancres à base dure portés sur une sorte de piédestal, que l'induration qui est un si bon signe dans certaines régions en est un mauvais dans d'autres, spécialement chez les femmes, et qu'en un mot l'expression chancre syphilitique n'est pas toujours synonyme de l'expression «chancre induré. »

Symptômes fonctionnels. — Le chancre syphilitique du col est absolument indolent; non-seulement il ne donne jamais naissance à des douleurs spontanées, mais même on peut le toucher, le presser avec le spéculum, sans que la femme manifeste la moindre souffrance. Cette indolence complète du chancre infectant de la matrice que je connaissais déjà, m'a pourtant bien frappé quand je l'ai constaté pour la première fois; il s'agissait d'un énorme chancre utérin, étendu sur les deux lèvres, et pénétrant dans l'orifice; le col était très-volumineux, saignant; et pourtant la femme ne se doutait même pas de son mal. Nous avons vu que le chancre simple présentait la même insensibilité. Les remarques faites à propos de ce chancre sont toutes applicables ici; il serait au moins inutile de les répéter.

L'indolence du chancre utérin paraît être une règle absolue; cependant M. Fournier cite à cette règle une exception, que je crois devoir rapporter ici, bien qu'il la donne lui-même comme douteuse : « dans un seul cas dit-il, et cas resté douteux, le chancre du col s'est révélé à mon attention par des phénomènes douloureux. Une jeune dame de la ville était venue me consulter pour quelques douleurs abdominales; ne trouvant pas la raison de ces douleurs, je pratiquai l'examen au spéculum et je ne fus pas peu surpris de trouver sur le col un large chancre, qui occupait les deux lèvres de l'orifice et se prolongeait dans la cavité cervicale. Les douleurs accusées par la malade provenaient-elles de ce chancre? Je ne trouvai pas d'autre explication à leur donner; je serais loin toutefois d'affirmer que telle en était l'origine.»

Lésions concomitantes. — On rencontre très-fréquemment, en même temps que le chancre du col, d'autres chancres syphilitiques sur la vulve. Sur les 19 cas que nous rapportons, cette coïncidence a été notée 9 fois; presque constamment même ces chancres extérieurs étaient multiples; ils ont d'ailleurs un siége quelconque; on les trouve soit sur les grandes, soit sur les petites lèvres, quelquefois même sur les téguments voisins ; dans deux cas seulement, ils occupaient l'entrée du vagin.

La vulve est très-souvent aussi le siége d'une éruption d'herpès ; dans la moitié de nos observations, on peut trouver cette éruption signalée. N'est-ce là qu'une coïncidence fortuite? Nous ne saurions le croire. La fréquence de cette éruption dans les cas de chancres du col nous fait penser, au contraire, que cet herpès est symptomatique de l'affection utérine. Cette opinion est d'ailleurs, croyons-nous, parfaitement justifiable. L'herpès n'est-il pas en effet une affection essentiellement symptomatique? Ne le voit-on pas naître le plus souvent sous l'influence d'un état morbide antérieur, soit d'un trouble général, soit d'un trouble local? On sait qu'il apparaît souvent à propos d'un mouvement fébrile ; il peut naître aussi à propos d'une émotion (herpès émotif) ; dans ces cas, il siége en général sur le bord des lèvres. Mais l'herpès génital est moins connu : il a été jusqu'ici peu remarqué, et on ne lui a pas accordé toute l'attention qu'il mérite. Cet herpès, qui est quelquefois spontané, est le plus souvent symptomatique d'une affection locale, principalement chez la femme ; l'approche des règles suffit quelquefois pour le faire naître, et il est des femmes qui, à chaque époque menstruelle, ont ce qu'elles appellent leur « bouton de règles. » Le viol en détermine souvent l'apparition. Mais c'est ordinairement avec l'uréthrite, la vaginite qu'il se rencontre ; on le voit enfin autour des chancres simples ou syphilitiques.

Aussi, lorsqu'on constate chez la femme un herpès génital, faut-il s'imposer comme règle de conduite de rechercher *s'il n'y a pas autre chose ;* car l'herpès génital met souvent sur la trace d'une autre lésion, en particulier sur la trace d'un chancre du col. J'ai vu M. Fournier, à la consultation de Lourcine, sur la simple vue d'un herpès vulvaire, soumettre la consultante à l'examen du spéculum et trouver sur le col un chancre infectant.

C'est même très-souvent pour leur herpès seul que les femmes affectées de chancre utérin viennent consulter le médecin, soit parce que cette éruption leur semble suspecte, soit plus souvent encore parce qu'elles en souffrent très-notablement. L'herpès, en effet, surtout quand les vésicules se sont crevées et qu'elles laissent le derme à nu, est une affection fort douloureuse.

Adénopathie symptômatique. — Nous avons vu que le chancre simple du col ne s'accompagnait pas ordinairement de bubon; rien d'étonnant à cela, puisque le bubon est une complication éventuelle du chancre simple. Mais il en est tout autrement de l'adénopathie symptomatique du chancre infectant; cette adénopathie ne peut pas en effet être regardée comme une complication de l'ulcère syphilitique primitif; elle en est le complément *nécessaire*; « elle fait partie intégrante et obligée de l'infection syphilitique. » Le bubon suit le chancre infectant fatalement, « comme l'ombre suit le corps » (Ricord). Par conséquent, dans le cas de chancre infectant du col, il *faut* que l'adénopathie symptomatique se trouve quelque part. Selon Rollet, elle se prononcerait au pli de l'aine « plutôt en dedans qu'en dehors de la ligne des vaisseaux fémoraux. » Pour nous, ce siége est exceptionnel. Quand la vulve porte un ou plusieurs chancres infectants, sans doute ce sont les ganglions inguinaux qui sont pris; mais, quand on ne trouve de chancres infectants que sur le col, il est rare que ces ganglions soient indurés ; ils ne l'étaient que dans trois de nos observations.

Dans tous les autres cas, où la vulve était saine, les aines étaient libres ; dans ces cas, les ganglions pelviens *devaient* être indurés ; mais on comprend que leur induration n'ait pu être constatée.

Marche. Terminaison. — La marche du chancre syphilitique du col est exactement calquée sur celle du chancre simple de même siége ; même transformation rapide, même aspect papuleux pendant la période de réparation. Toutes nos observations sont unanimes sur ce point. La remarque de M. Gosselin s'applique donc aux deux chancres avec une égale vérité ; mais c'est M. Fournier qui a le mieux établi ce fait à propos du chancre syphilitique ; je ne saurais mieux faire que de le citer : « je ne saurais certes vous dire ce que dure le chancre, et cela pour la bonne raison qu'il ne m'a jamais été donné d'assister à sa naissance, de le suivre dans toute son évolution. Mais ce que je puis vous affirmer, et ce que je dois signaler à votre attention, c'est que ce chancre, même spontanément, se modifie, se répare et se cicatrise avec une rapidité extraordinaire. Il se modifie parfois d'un jour à l'autre, au point de n'être plus reconnaissable. Vous le découvrez aujourd'hui, je suppose, avec l'ensemble des caractères que je viens de tracer, avec son enduit pseudo-membraneux, avec son aspect de papule couenneuse, avec sa teinte gris lardacé, etc. Quelques jours plus tard, vous venez le rechercher ; c'en est fait, tous les attributs précédents se sont effacés ; plus de couenne, plus de papule, plus de coloration lardacée ; le chancre, en tant que caractères objectifs, a disparu, et ce que vous trouvez à sa place, c'est une érosion, une érosion rougeâtre, superficielle, n'offrant plus aucun signe distinctif, absolument simple et innocente d'aspect, absolument identique avec les érosions les plus communes et les plus vulgaires, si bien qu'à ce second examen il vous serait impossible (impossible, je maintiens le mot) de croire qu'il y a quelques jours seulement un chancre a existé là; si bien que tout autre observateur, voyant cette érosion pour la première fois, la prendrait pour la lésion la plus inoffensive du monde, la moins spécifique, la moins contagieuse, la moins chancreuse, etc. Et je n'exagère en rien, croyez-le. La plupart de nos observations témoignent de cette brusque transformation spontanée du chancre utérin. Cinq fois elle s'est opérée sous nos yeux de la façon la plus inattendue, dans un laps de temps variable de huit à deux jours. Nos notes d'hôpital attestent ce fait avec une naïveté significative.

« Ce fait, ajoute M. Fournier, n'est pas seulement remarquable comme détail de symptomatologie; il est très-intéressant et très-important à deux autres points de vue, au point de vue doctrinal et au point de vue pratique. Comment? Vous allez le comprendre.

« Supposez qu'au lieu d'arriver à temps pour surprendre le chancre utérin avec l'ensemble des caractères qui peuvent le faire reconnaître, vous ne l'observiez qu'à l'époque où il est modifié, où il a perdu ses caractères distinctifs. Que trouverez-vous alors sur le col? Une plaie qui vous semblera simple, qui ne vous inspirera aucun soupçon, aucune crainte. Donc, première conséquence : ne jugeant pas cette plaie syphilitique, la croyant inoffensive, comme elle le paraît d'aspect, vous pouvez ne pas interdire les rapports, et vous permettrez ainsi à la malade de transmettre une contagion redoutable. Voilà pour la pratique, et je vous laisse juges de la gravité du fait. Venons à la doctrine. A l'époque où paraîtront les manifestations secondaires, quelle filiation donnerez-vous à la maladie? Quelle origine lui assignerez-vous, son accident initial ayant été méconnu? L'occasion sera belle ici pour faire intervenir la syphilis d'emblée. Et en effet, croyez-moi, Messieurs, le chancre utérin, ignoré ou méconnu, a servi utilement à défrayer plus d'une fois la fausse doctrine de la vérole d'emblée, de la vérole faisant soi-même son exorde par des manifestations générales.

« Mais laissons cela et poursuivons notre sujet. Une fois modifié d'aspect, le chancre du col n'est plus, comme vous venez de le voir, qu'une érosion sans caractères, qu'une plaie simple, d'apparence au moins. Arrivé à cette période, il se répare en général rapidement et se cicatrise. Parfois cependant je l'ai vu rester stationnaire sous forme d'érosion rougeâtre, pendant un certain temps. Puis, la cicatrisation faite, reste une certaine rougeur locale, qui bientôt disparaît, et tout est fini. Tout est fini, car la lésion ne laisse après elle ni cicatrice ni stigmate. Dans tous les cas que j'ai observés, la muqueuse du col est restée intacte à la suite du chancre. Une seule fois, j'ai constaté sur elle une très-légère dépression blanchâtre, inodulaire d'aspect : ce stigmate a-t-il été persistant, je l'ignore, la malade ayant quitté prématurément nos salles.

OBSERVATIONS.

Obs. XXXV. — (Personnelle, recueillie dans le service de M. Fournier.)

D... (Flore), âgée de 24 ans, entre à la salle Saint-Louis, n° 31, le 1er juillet 1873.

Cette femme a déjà eu des accidents vénériens il y a dix mois; quinze jours après un rapport suspect, elle s'aperçut, raconte-t-elle, de la présence d'un « bouton » sur la petite lèvre droite. A cette époque, elle consulta un médecin qui se contenta de la cautériser sans la soumettre à un traitement interne; elle fut guérie en quinze jours; elle n'a d'ailleurs pas eu d'accidents consécutifs, pas d'éruptions sur le corps, n'a point perdu ses cheveux, etc.

Il y a trois semaines, de nouveaux «boutons» apparurent à la vulve; elle alla de nouveau consulter son médecin, qui ne la soumit encore qu'à un traitement externe.

Etat actuel. Au-dessous de la grande lèvre droite se voit une érosion arrondie, cupuliforme, à fond rouge luisant. A la face interne de la fesse droite, érosion en voie de réparation avancée. A l'anus, en écartant fortement les fesses, on aperçoit une ulcération qui paraît pénétrer assez profondément. La malade dit avoir beaucoup souffert dans ces derniers temps pour aller à la selle. Adénopathie très-prononcée, surtout à droite; à gauche, les ganglions engorgés sont moins volumineux et moins nombreux.

Spéculum. Le col, qui paraît un peu abaissé, présente une énorme ulcération centrale s'étendant sur les deux lèvres, mais principalement sur la lèvre antérieure. Cette ulcération pénètre très-profondément dans la cavité cervicale; l'orifice du col est très-largement ouvert, transversal (la malade a eu deux enfants; la dernière couche remonte à un an). La teinte générale de l'ulcération est jaune-chamois; mais toute la surface est couverte de lignes sinueuses blanchâtres et d'un pointillé rouge. Elle n'a pas de bords; ses limites sont simplement marquées par une ligne rose. La lèvre postérieure du col, qui est très-proéminente, dépasse l'antérieure d'un demi-centimètre à peu près. Un liquide translucide, abondant, s'écoule de l'orifice utérin. Le museau de tanche est très-gros, luisant, légèrement violacé et, à la vue, paraît induré, turgescent; cependant, au toucher, il est plutôt mou.

Diagnostic. Chancres infectants extérieurs. Chancre infectant du col. Inoculation à la cuisse gauche avec du pus de la lésion anale; inoculation à la cuisse droite avec le pus de la lésion du col.

4 juillet. Les deux inoculations sont négatives.

Le chancre du col s'est déjà considérablement modifié, malgré l'absence de tout traitement. Toute la partie de l'ulcération qui siégeait sur la lèvre supérieure est devenue rosée; on ne trouve que très-peu de points encore blanchâtres.

L'érosion de la cuisse se cicatrise également, ainsi que le chancre de l'anus.

Pas de céphalalgie, pas de fièvre; pas d'adénopathie cervicale; pas de croûtes dans les cheveux. Rien sur le corps.

Le 11. La lésion du col s'est transformée en une plaie rosée, de bonne nature.

Croûtes spécifiques du cuir chevelu; céphalalgie, cuir chevelu sensible.

Le 14. Quelques croûtes acnéiformes dans le cuir chevelu. Pas de roséole. Douleurs de tête revenant tous les jours vers 11 heures du matin (pas d'antécédents de migraine). Rien sur le corps. Un peu d'analgésie aux seins et à la face dorsale des mains. Cette malade ne paraît d'ailleurs nullement nerveuse et n'a jamais eu d'accidents nerveux.

Le 15. Le chancre du col est en pleine réparation; la lèvre inférieure est à moitié cicatrisée.

Le 26. Le chancre a presque entièrement disparu sans laisser de trace; il ne reste qu'une toute petite ulcération au niveau même de l'orifice. La malade est en pleine syphilis. Roséole généralisée.

Obs. XXXVI. — (Personnelle, recueillie dans le service de M. Fournier).

C. (Augustine), 20 ans, entre à la salle Saint-Louis, n° 11, le 24 juin 1873. Bonne santé antérieure; serait, dit-elle, malade depuis six semaines environ, époque à laquelle des boutons se sont montrés aux parties; elle s'est traitée pendant quelque temps avec des lotions d'eau blanche. Ne se trouvant pas mieux, elle entre à Lourcine.

Le col de l'utérus présente une ulcération qui entoure tout l'orifice. Cette ulcération, assez superficielle, offre un contour rougeâtre; le centre, d'une teinte grise, est en partie recouvert par du mucus qui semble sortir du col.

Diagnostic. Chancre infectant.

Adénopathie bi-inguinale dure, indolente. La grande lèvre droite est tuméfiée; elle présente, à la partie inférieure de sa face interne, deux ulcérations très-superficielles, qui sont de l'herpès, probablement symptomatique de la lésion du col. Sur la lèvre gauche deux érosions, très-légèrement indurées, qui sont des chancres primitifs.

Rien sur le corps; pas de symptômes de syphilis constitutionnelle.

25 juin. L'érosion du col est déjà modifiée; elle ne présente plus aujourd'hui qu'à sa partie supérieure un aspect grisâtre suspect.

4 juillet. Il ne reste sur le col qu'une érosion sans caractère. Cette transformation rapide nous indique que nous avons bien affaire à un chancre.

Le 8. Quelques croûtelles du cuir chevelu.

Le 10. C'est à peine s'il reste une érosion rosée à l'orifice même du col.

Le 12. Roséole.

Obs. XXXVII. — Chancre du col. Herpès vulvaire. (Recueillie dans le service de M. Fournier.)

C... (Marie), 21 ans, domestique, entre, le 5 janvier 1869, à Lourcine, dans le service de M. Fournier, salle Saint-Clément, n° 12.

Réglée à 16 ans; pas de maladies antérieures, pas d'enfants. Règles arrêtées depuis trois mois; enceinte de la même époque.

Se dit malade depuis huit jours seulement; dernier rapport datant de six jours.

Etat actuel. 6 janvier. Les grandes lèvres sont d'une teinte rosée, et sensibles à la palpation; leur bord libre est couvert de petites érosions confluentes à fond jaune ou blanc, superficielles, quelques-unes entamant légèrement le derme, petites lésions douloureuses et paraissant être de nature herpétique, malgré les dimensions que quelques-unes présentent. Œdème des petites lèvres, lesquelles sont d'ailleurs intactes.

Dans les aines, quelques petits ganglions sans signification.

Sur le col, nous trouvons une érosion centrale de la dimension d'une pièce de vingt sous, superficielle, lisse, vernie, grisâtre et même blanche sur les bords, rose et élevée au centre, paraissant très-suspecte en raison de sa circonscription exacte, sa forme demi-circulaire. Sur la lèvre supérieure du col, quelques petits bourgeons érosifs.

Première impression. Chancre syphilitique du col.

Réflexions. Evidemment les lésions vulvaires ne sont pas des chancres, ni simples, ni infectants, bien que quelques-unes soient larges comme un haricot et à base dure; elle ne sauraient être que de l'herpès, diagnostic indiqué par la rougeur de la partie, la sensibilité locale vive, le feu que la malade accuse. Cet herpès serait ici symptomatique du chancre utérin.

Rien sur le corps; aucun phénomène syphilitique général.

11 janvier. Toute la vulve est cicatrisée, sauf la grande érosion dont nous avons parlé plus haut, et qui est elle-même en réparation. L'œdème des petites lèvres a disparu.

L'érosion du col s'est modifiée et n'offre plus de caractères; ce changement rapide confirme notre diagnostic.

Le 15. L'érosion du col continue à se réparer activement.

Le 16. Depuis deux jours, la malade se plaint de céphalalgie.

Le 21. Toutes les ulcérations, tant externes qu'internes, sont cicatrisées.

Le 22. Depuis que le mal de tête a commencé, la malade se plaint de froid continuel aux pieds. Cependant nous ne trouvons rien encore sur le corps. Elle sort le 26 janvier, sur sa demande.

Obs. XXXVIII. — Chancre infectant du col. Herpès vulvaire. Accidents secondaires. (Recueillie dans le service de M. Fournier, par M. Curtis, interne.)

C... (Henriette), 22 ans, entre, le 19 avril 1868, à Lourcine, dans le service de M. Fournier, salle Saint-Clément, n° 8. Sortie le 8 juin 1868.

Malade, dit-elle, depuis huit jours; elle est sujette à avoir des flueurs blanches depuis quelques mois.

Elle s'aperçut, il y a huit jours, de douleurs en urinant; elle tache son linge plus qu'elle ne faisait.

Elle dit être avec son amant actuel depuis trois mois, et, depuis ce temps, elle lui est fidèle; son amant eut, il y a un mois, une écorchure à la verge, pour laquelle il consulta un médecin; cette écorchure se cicatrisa au bout de quatre jours; il n'a plus rien maintenant.

Elle n'a fait aucun traitement, n'a vu aucun médecin; n'a eu aucune maladie vénérienne antérieure; elle n'a jamais été enceinte. Mal réglée habituellement; dernier écoulement menstruel il a deux mois.

(Nous avons vu l'individu qui a rendu cette femme malade. Il a eu un chancre, dit-il, qui est apparu vers le 18 février; à cette époque, il avait des rapports avec Henriette C... depuis un mois; mais il avait eu vers Noël un rapport avec une autre femme. Aujourd'hui nous trouvons une cicatrice indurée de la rainure glando-préputiale, quelques ganglions dans les aines, peu significatifs actuellement. Roséole, adénopathie cervicale, une croûte dans les cheveux; maux de tête depuis une quinzaine, vers le soir surout).

Etat actuel de la malade. 15 août. A l'entrée du vagin, nous voyons plusieurs ulcérations superficielles, grisâtres, du diamètre d'une lentille, sans caractères très-spéciaux. Sur la grande lèvre droite, à la partie supérieure, quatre ou cinq érosions du diamètre d'une tête d'épingle, toutes très-superficielles, sauf un peu creuse. Groupe de deux ou trois érosions semblables à la partie moyenne de la même lèvre; à sa partie supérieure une vésicule assez grosse, et deux ou trois petites vésicules sur le capuchon du clitoris; deux ou trois petites érosions sur le bord libre de la petite lèvre droite. A la partie inférieure de la grande lèvre gauche, groupe de plusieurs érosions herpétiformes, dont quelques-unes un peu creuses.

Un gros ganglion dur et indolent dans l'aine gauche. Un ganglion semblable à droite.

Rien autre chose à l'extérieur. Aucun autre symptôme.

Les érosions de la vulve semblent être des érosions d'herpès.

Au spéculum, rougeur vive du fond du vagin; nous découvrons sur le col une érosion très-exactement délimitée, occupant toute la partie inférieure et latérale gauche du col, dont elle entoure l'orifice comme une demi-ceinture, mais sans arriver jusqu'à lui. Cette ulcération est donc excentrique et séparée de l'orifice utérin par un espace de cinq millimètres environ; elle a à peu près la forme et les dimensions d'une très-grosse fève. Elle est absolument grise, superficielle, non saignante. L'orifice est mou et laisse pénétrer le pinceau. Rien dans le vagin, dont la partie antérieure n'offre même pas de rougeur morbide.

Le diagnostic de cette érosion du col n'est pas douteux; sa grandeur, sa circonscription, sa situation, sa couleur, ne nous laissent pas de doute sur sa nature. C'est un chancre syphilitique.

18 août. Les petites érosions vulvaires persistent avec les mêmes caractères.

Le chancre du col présente en plus aujourd'hui des bords un peu saillants. Son fond n'est nullement granuleux, il est grisâtre; sur plusieurs points la surface en est absolument blanche. On racle l'ulcération du col; la surface pseudo-membraneuse se détache très-difficilement; on fait une inoculation à la cuisse gauche avec le pus du col.

Le 20. Les ulcérations de l'entrée du vagin persistent sans revêtir d'autres caractères. Il en est de même des ulcérations des deux grandes lèvres.

Le chancre du col offre le même aspect; il est toujours recouvert d'une sécrétion blanchâtre, adhérente, comme pseudo-membraneuse. Le fond du vagin est très-rouge.

Dans l'aine gauche nous trouvons toujours un gros ganglion induré paraissant bien spécifique; à droite, deux ganglions durs et indolores.

L'inoculation fait à la cuisse gauche avec le pus du col est négative.

Le 23. L'ulcération du col est devenue rosée et sans le moindre caractère. Il serait impossible aujourd'hui de soupçonner un chancre d'après l'aspect purement érosif de l'ulcération.

Inoculations négatives.

Le 26. Les érosions vulvaires se cicatrisent; quant au col, il est encore exulcéré dans une grande étendue; cependant cette exulcération paraît se réparer.

8 mai. Les érosions vulvaires sont cicatrisées.

Le 14. Il ne reste plus que de la rougeur du col avec sécrétion lactescente du fond du vagin.

Le 18. Depuis quatre à cinq jours les cicatrices des grandes lèvres se sont rouvertes et forment maintenant de petites plaies érosives. Il existe également à la commissure inférieure de la vulve une assez large érosion qui n'existait pas antérieurement.

Le 19. Rien encore d'apparent sur le corps.

25 mai. Nous trouvons dans les cheveux quelques croûtes acnéiformes bien accusées, flavescentes, que la malade dit dater d'hier.

Adénopathie cervicale gauche; celle de droite est ancienne.

Sur le dos, taches de roséole, ne paraissant guère douteuses; il n'en existe du reste que là.

1er juin. Nous remarquons que les cicatrices des grandes lèvres deviennent un peu proéminentes, comme papuleuses.

Le 2. Sur le dos, taches de roséole certaines; nous n'en trouvons que trois ou quatre à peine sur le devant de la poitrine; rien ailleurs.

Le 8. Sur le front, à la racine des cheveux, plusieurs papules cuivrées, que la malade écorche et qui sont légèrement saignantes. La malade sort sur sa demande.

OBS. XXXIX. — Chancre infectant du col. Herpès vulvaire. Accidents secondaires. (Recueillie dans le service de M. Fournier.)

Z... (Eulalie), 22 ans, blanchisseuse, entre, le 2 mars 1869, à Lourcine, dans le service de M. Fournier. Cette femme n'a jamais eu de maladies vénériennes, à ce qu'elle nous dit; elle n'a jamais été enceinte; elle est bien réglée. Derniers rapports il y a huit jours; se dit malade depuis huit jours seulement. N'a suivi aucun traitement.

Etat actuel. — Sur la face interne des deux petites lèvres, on trouve une série de petites érosions superficielles, à fond rouge, à base molle; c'est une éruption d'herpès.

Leucorrhée, rien dans le vagin.

Sur le col, large érosion, blanchâtre au centre, rouge sur les autres points, n'occupant que la moitié droite du museau de tanche; nous diagnostiquons un chancre infectant, surtout à cause de sa situation qui nous paraît suspecte.

Quelques petits ganglions à l'aine.

Rien à l'anus.

Syphilide papuleuse du tronc, discrète. Croûtes dans les cheveux; adénopathie cervicale; pas de douleurs rhumatoïdes; se plaint d'une douleur frontale sus-orbitaire gauche, qui la prend quotidiennement depuis quatre à cinq jours, de trois heures de l'après-dîner jusqu'à huit ou dix heures du soir. (Cette malade n'a jamais eu ni névralgie, ni migraine auparavant.)

6 mars. L'ulcération conserve les mêmes caractères. Elle est comme diphthéroïde au centre. Nous ne distinguons aucune induration au toucher.

Le 8. Réparation hâtive de l'ulcération du col vers ses bords.

Le 11. L'ulcération du col est cicatrisée. Il reste un point large comme une tête d'épingle, encore ulcéré. Cette cicatrisation rapide témoigne de la nature chancreuse de l'ulcération.

OBS. XL. — Chancre infectant du col. Herpès vulvaire. Accidents secondaires. (Recueillie dans le service de M. Fournier.)

P.... (Marie), âgée de 19 ans, repasseuse, entrée, le 11 juin 1872, à Lourcine, dans le service de M. Fournier, salle Saint-Alexis, n. 37, sortie le 30 juillet 1872.

Cette malade, qui habituellement n'avait pas de flueurs blanches, commença, il y a un mois, à avoir un écoulement. Le dernier coït date de six semaines, quinze jours avant l'écoulement. De plus, il y a quinze jours, la malade s'est aperçue qu'elle avait des boutons apparents sur la grande lèvre gauche.

Nous trouvons en effet une vulvite sébacée érosive; à la grande lèvre droite et au pli interlabial, érosions; la grande lèvre gauche est volumineuse, quatre fois plus grosse qu'à l'état normal, dure, sans œdème, rouge, peu douloureuse, présentant sur son bord antérieur des ulcérations inégales en étendue, dont quelques-unes sont creuses, presque évidées; deux vésicules d'herpès encore entières. Vaginite et uréthrite purulentes à sécrétion abondante.

Deux ganglions volumineux à la partie interne de chaque aine.

Col assez volumineux, présentant sur ses deux lèvres une ulcération anfractueuse, à bords très-irréguliers, saillants, rouge vif, à fond assez profond et presque entièrement recouvert d'une fausse membrane grise qui s'enlève par le frottement et laisse le fond à découvert. La surface entière du museau de tanche est atteinte. Les bords de l'orifice sont d'un rouge vif.

Nous appelons l'attention sur ces deux faits ; les ganglions de l'aine sont multiples et pas de chancres extérieurs. Aspect anfractueux de la lésion du col.

Le 14. Peut-être sur l'abdomen, quelques petites papules suspectes.

Depuis deux jours, la malade se plaint de mal de tête ; la langue est sale ; on donne un vomitif.

Le 24. Début de roséole certaine sur l'abdomen, le dos ; papule à la nuque.

Le col de l'utérus ne présente plus aujourd'hui qu'une simple rougeur, aussi dépourvue de caractères, d'aspect aussi inoffensive que possible ; nous verrions cette lésion aujourd'hui pour la première fois que nous ne pourrions penser à un chancre ; la malade n'a fait aucun traitement ; elle a pris une seule injection.

2 juillet. Il ne reste sur le col qu'une petite surface érosive, à dimension moitié moindre que l'ulcération primitive, d'un rouge un peu vineux, et si inoffensive d'aspect qu'on n'aurait aucun soupçon sur sa spécificité en la voyant pour la première fois.

Le 9. Il ne reste qu'une tache érosive sans caractère sur le col.

Le 10. Roséole dorsale maculeuse.

Le 29. Erosion minime du col.

Le 30. Veut sortir.

Obs. XLI. — Chancre infectant du col. Herpès périvulvaire. (Recueillie dans le service de M. Fournier.)

M..... (Modeste), couturière, 23 ans, entre, le 31 octobre 1871, à Lourcine, dans le service de M. Fournier.

Bonne santé habituelle. Pas d'antécédents vénériens. Réglée à 11 ans 1/2 ; bien réglée pendant trois ou quatre jours, peu abondamment. Un enfant il y a quatre ans et demi ; cet enfant vit. Une fausse couche l'an dernier. Vient à Lourcine pour des démangeaisons qu'elle sent aux parties génitales depuis huit jours. Ne présente au premier examen aucun des symptômes locaux ni généraux de la syphilis ; pas de croûtes dans les cheveux ; pas d'adénopathie cervicale ; rien dans la gorge ; sensibilité générale conservée.

Examen des parties génitales : Sur la racine de la cuisse gauche, quelques vésicules d'herpès ; à la vulve quelques follicules enflammés ; rien sur les petites lèvres ; rien dans le vagin ; sur le col, nous trouvons une ulcération centrale, mais s'étendant davantage sur la lèvre antérieure, à fond lardacé, parsemé de quelques points verdâtres et de quelques points rouges. Il s'en détache par endroits une pellicule grisâtre, verdâtre par places, pultacée, pénétrant dans l'orifice du col.

L'herpès péri-vulvaire est un herpès symptomatique.

3 novembre. Roséole naissante probable. Pas de fièvre.

Le 4. Les érosions extérieures se cicatrisent. Le chancre du col paraît plus creux.

Du 6 au 8. Règles ne présentant aucun symptôme inaccoutumé ; pas de douleurs ; elles ont leur durée habituelle.

Le 11. Sur le col nous ne trouvons plus qu'une érosion.

Le 13. Les règles ont reparu aujourd'hui, mais elles cessent le 14.

Le 14. Il ne reste sur le col qu'une surface érosive très-petite, dans laquelle il serait impossible de reconnaître un chancre.

Le 20. Col complétement cicatrisé.

23 décembre. Adénopathie mastoïdienne droite. Cette malade n'a jamais pris que des pilules de Vallet pour tout traitement.

OBS. XLII. — Chancre infectant du col. Herpès vulvaire. (Recueillie dans le service de M. Fournier.)

V.... (Marie), 21 ans, blanchisseuse, entre, le 23 janvier 1872, à Lourcine, dans le service de M. Fournier, salle Saint-Alexis, nº 19. Sortie le 22 avril 1872.

Herpèsvulvaire. Chancres simples de l'anus. Uréthrite purulente.

Chancre infectant du col, en état de transformation papuleuse; ce chancre est central, occupe les deux lèvres, de la dimension d'une pièce de 5 fr. en argent. Col gros, saignant facilement, présentant une sécrétion grisâtre adhérente.

25 janvier. Roséole très-discrète.

2 février. Le chancre du col ne se présente plus que sous forme d'érosions rougeâtres. Sur deux points seulement il est devenu papuleux et gris.

Le 9. Lésions du col considérablement diminuées.

Le 19. Il ne reste sur le col qu'une surface large comme un haricot, d'un blanc grisâtre.

Le 26. Il ne reste sur le col qu'une érosion insignifiante.

OBS. XLIII. — Trois chancres syphilitiques, dont un sur le col. Syphilide de voisinage. (Recueillie dans le service de M. Fournier, par M. Curtis, interne.)

K... (Anna), 26 ans, entre, le 27 octobre 1868, à Lourcine, service de M. Fournier, salle Saint-Clément, nº 29. Sortie le 23 novembre 1868.

Malade depuis deux mois, elle eut alors deux petits boutons à la vulve, qu'on voit encore; un mois plus tard, apparition d'antres boutons. « Chaque poussée, dit-elle, a coïncidé avec une époque menstruelle; développement d'une adénopathie inguinale. Écoulement vaginal depuis cinq ou six jours. Pas d'autres symptômes, sauf quelques maux de tête.

A consulté un pharmacien, qui lui a prescrit une lotion; en ville, un médecin lui a cautérisé ses plaies en lui disant qu'elle avait des chancres. Cette cautérisation eut lieu il y a un mois.

Elle n'a fait aucun traitement interne.

Cette femme a eu deux enfants, le dernier il y a deux ans. Bien réglée. Dernier écoulement il y a dix jours.

27 octobre. Etat actuel. Les deux premiers boutons sont : 1º un chancre induré réparé presque complètement, large comme un haricot, situé au bas de la petite lèvre droite et reposant sur la plus belle base parcheminée qu'on puisse voir; 2º un chancre induré, arrondi, large comme une pièce de 20 francs, situé à la fesse gauche, à côté de l'anus, parcheminé, celui-ci est assez profondément ulcéré; son fond, couleur chair musculaire, est un peu irrégulier pour un chancre induré.

Aux grandes lèvres, au voisinage des chancres, une demi-douzaine de petites papules secondaires sèches, rosées, molles et mamelonnées. Un mamelon lenticulaire secondaire sec dans le sillon génito-crural gauche. Le reste de la vulve et l'entrée du vagin sont sains, ainsi que l'anus. Adénopathie bi-inguinale typique.

Le 28. Au spéculum, nous trouvons sur le col un chancre induré central, entourant l'orifice, mais beaucoup plns étendu sur la lèvre supérieure, large comme une pièce d'un franc; la surface est jaunâtre; il paraît dur quand on le déterge avec le pinceau.

Rien sur le corps; pas d'adénopathie inguinale.

Diagnostic. Trois chancres syphilitiques, dont un sur le col; syphilide précoce au voisinage.

Le 29. Sur la face supérieure des cuisses et sur l'abdomen, quelques petites taches rosées paraissant bien syphilitiques.

Rien ailleurs.

Le 30. Le chancre de la petite lèvre droite est cicatrisé; le chancre de la fesse gauche se répare; le chancre utérin est aujourd'hui extraordinairement modifié. Au lieu de présenter sa surface blanche, très-nettement dessinée comme il y a deux jours, il ne se présente plus aujourd'hui que sous un aspect beaucoup moins net; sa coloration grisâtre, claire, tranche infiniment moins avec celle du col, et on pourrait déjà éprouver quelque embarras pour faire un diagnostic, diagnostic si évident il y a deux jours.

3 novembre. Cicatrisation des chancres extérieurs; induration très-accusée.

Le chancre du col est extrêmement modifié, surtout à sa partie extérieure; nous constatons aujourd'hui, d'une façon très-positive, qu'il pénètre dans la cavité du col, ce qu'indique une bandelette blanchâtre qui se perd dans l'orifice.

Le 4. Erythème papuleux à petites taches discrètes, occupant presque exclusivement la partie supérieure des cuisses et la partie supérieure de l'abdomen.

Le 6. Plaies vulvaires sèches.

Sur le col, il n'existe plus aujourd'hui qu'une érosion irrégulièrement circulaire, rosée, n'offrant plus d'aspect spécial; nous ne trouvons plus qu'un point blanchâtre dans la cavité même du col. On verrait cette plaie pour la première fois que certes on ne pourrait nullement la prendre pour un chancre; elle ressemble à l'ulcération simple d'une métrite muqueuse.

L'éruption papuleuse devient plus confluente.

Le 9. Depuis trois jours, vives douleurs de tête commençant à 4 heures du soir et durant jusqu'à 3 heures du matin, empêchant le sommeil. Douleur de gorge.

Le 10. La malade n'a pris jusqu'à présent que trois cuillerées de sirop d'iodure de fer par jour. Plaies vulvaires cicatrisées.

Le chancre du col se produit sous forme d'une plaie rosée, granuleuse.

Le 17. Vulve saine. Cicatrices parcheminées. Col sain; on aperçoit seulement quelques érosions avec sécrétion catarrhale dans la cavité même du col.

Le 23. Col sain; dans la cavité du col, à une profondeur de 1 centimètre, nous apercevons encore un point blanchâtre. Est-ce du mucus? Est-ce un reste de chancre intra-utérin.

Syphilide persistante; maux de tête. Veut sortir. Exeat.

5 janvier 1869. Revient dans le service avec des papules de la grande lèvre droite, une papule squameuse sur le cou et une roséole érythémateuse légère de l'abdomen.

Obs. XLIV. — Chancres infectants de la vulve et du col. (Recueillie dans le service de M. Fournier.)

B... (Marie), 23 ans, entrée, le 17 août 1869, à Lourcine, service de M. Fournier, salle Saint-Clement, n° 10.

Renseignements impossibles. N'a jamais eu de maladie vénérienne antérieure; se dit malade depuis huit jours.

Etat actuel. A la partie supérieure de la petite lèvre droite, une ulcération régulièrement circulaire, à fond jaunâtre, non granuleux, à base très-indurée; l'induration pourtant semble limitée à l'ulcération. Plus bas, sur la même petite lèvre, une ulcération oblongue, allongée de dehors en dedans, plus large en dehors, à base indurée. A la partie la plus inférieure de cette petite lèvre, une autre ulcération de même nature que la précédente. Sur la petite lèvre gauche, à sa face interne et supérieurement, deux petites érosions à surface non sécrétante, à base feuillée. Plus bas, en regard de l'ulcération moyenne de la petite lèvre droite, une ulcération large comme une lentille, présentant les mêmes caractères que celle de la petite lèvre droite. La malade prétend que l'ulcération de la partie supérieure de la petite lèvre droite a apparu la première.

Col saignant; sur la lèvre inférieure, nous trouvons un chancre consistant simplement en une érosion gris rosé. Ce chancre occupe l'orifice du museau de tanche; il est de la grosseur d'un pois.

Les chancres de la vulve ont tout à fait la couleur chair musculaire.

Diagnostic certain : chancres infectants.

Le 20. Les ulcérations extérieures sont en voie de cicatrisation.

Le 26. Les érosions vulvaires sont cicatrisées; le chancre du col est presque cicatrisé.

2 septembre. L'amélioration continue.

Le 13. La vulve est guérie; la malade a ses règles aujourd'hui, il est difficile d'examiner son col, qui paraît rouge dans son ensemble, sans qu'on puisse distinguer l'ancien chancre du reste du col. Sortie.

Obs. XLV. — Chancres infectants de la vulve et du col. (Recueillie dans le service de M. Fournier.)

G... (Marie), âgée de 23 ans, cuisinière, entre à Lourcine, dans le service de M. Fournier, salle Saint-Alexis, n° 5, le 8 octobre 1872, sortie le 8 décembre de la même année.

Se dit malade depuis dix jours; a une tumeur dans l'aine droite.

Sur le col, deux ulcérations, l'une à droite, occupant les trois quarts de la lèvre antérieure, atteignant l'orifice et descendant sur la lèvre postérieure. Cette ulcération est jaunâtre, comme recouverte d'une fausse membrane. A gauche et comme continuant la précédente, ulcération plus petite, jaune-serin, à contours circulaires.

A l'entrée du vagin, ulcérations bilatérales, rouge sombre, se perdant dans les plis des caroncules.

Un seul ganglion dans l'aine droite.

Diagnostic : chancres infectants de l'entrée du vagin et du col.

Rien sur le corps. Pas de douleurs. Battement du cœur depuis longtemps.

Le 22. Il ne reste à l'entrée du vagin qu'une rougeur à peine érosive; sur le col, il ne reste qu'une érosion sans le moindre caractère.

Le 23. Se plaint depuis quelques jours de frissons et de douleurs de tête.

Le 29. Le chancre de l'extrémité gauche du museau de tanche est entièrement cicatrisé. Le chancre de droite a laissé une rougeur érosive.

Le 31. Douleurs frontales au niveau de la bosse frontale droite, surtout nocturnes. Peut-être quelques taches rosées sur le corps.

15 novembre. Croûtes du cuir chevelu.

Le 18. Nul autre phénomène syphilitique.

Obs. XLVI. — Chancres syphilitiques sur la vulve et sur le col. (Recueillie par M. Curtis.)

L... (Marie), 23 ans, entrée le 3 novembre 1868 à Lourcine, dans le service de M. Fournier, salle Saint-Clément, n° 27. Sortie le 27 novembre 1868.

Malade depuis deux mois, c'est sa première affection vénérienne ; à cette époque se montra la plaie de l'extrémité inférieure de la grande lèvre gauche. Les petits boutons parurent un mois après, à la suite d'application de cataplasmes de fécule, prescrits par un médecin. Ecoulement vaginal depuis cinq ou six semaines. Maux de tête intenses depuis quinze jours,également forts le jour et la nuit. L'adénopathie cervicale date de huit jours.

Elle eut un enfant il y a cinq ans; bien réglée, règles abondantes; ses dernières règles ont cessé depuis huit jours. — Dernier rapport il y a deux mois.

5 novembre. Etat actuel. A l'extrémité inférieure de la grande lèvre gauche, qui est un peu enflée, existe une plaie circulaire, large comme un sou, à surface plane, élevée, et cependant paraissant avoir entamé profondément les téguments; le fond est sombre, couleur de chair musculaire; la base est fortement et profondément indurée. A l'extrémité inférieure de la petite lèvre droite, plaie arrondie, très-superficielle, rosée, à bord nettement marqué par une ligne blanchâtre, non saillante, aussi nettement parcheminée que possible. Sur la grande lèvre droite, six ou sept papules rosées, quelques-unes érosives, superficielles, toutes assez dures. Pléiades très-volumineuses surtout à gauche, typiques.

Diagnostic : chancres indurés.

Sur le col utérin, deux chancres types, un peu creux, à fond grisâtre, piqueté lardacé; tout le col semble très-dur, hypertrophié. Ces chancres sont tous deux excentriques, l'un gros comme un haricot sur la lèvre supérieure, assez loin de l'orifice; l'autre, de la dimension d'une amande, sur la lèvre inférieure, longeant l'orifice sans l'atteindre.

4 novembre. Céphalalgie continuelle, excessive, violente, frontale, également forte le jour et la nuit, continue avec élancements. Croûtes dans les cheveux discrètes; pas d'alopécie; adéopathie cervicale postérieure multiple et volumineuse; de chaque côté deux ou trois ganglions saillants, gros comme des noisettes; adénopathie mastoïdienne à droite ; pas de mal de gorge; rien de significatif aux amygdales; pas de fièvre nocturne; pas de douleurs rhumatoïdes. Elle dit maigrir et pâlir; elle a toujours assez bon appétit. Rien sur le corps.

Le 5. La céphalée, autrefois intermitente, est devenue continue; maintenant elle produit l'insomnie.

Le 9. Très-bon état des plaies qui se réparent, col saignant.

Le 16. Chancre de la grande lèvre presque cicatrisé, dur comme un caillou, le col saigne.

Le 19. Induration vulvaire persistante; la plaie supérieure du col n'est plus dessinée que par une dépression, dont le fond est cependant encore à vif. La plaie inférieure est cicatrisée aux quatre cinquièmes. Mais ce qui nous frappe, c'est que ces plaies ou leurs cicatrices sont creuses d'un millimètre environ et déterminent une véritable perte de substance.

Obs. XLVII. — Chancres syphilitiques de la vulve et du col. (Recueillie dans le service de M. Fournier.)

S... (Marie), 24 ans, mécanicienne, entre le 16 janvier 1871, à Lourcine, dans le service de M. Fournier.

Cette femme paraît d'une bonne constitution; bonne santé antérieure; réglée à l'âge de 12 ans; menstruation régulière; ses règles ont été plus abondantes et plus prolongées la dernière fois, c'est-à-dire le 1er janvier. A eu un enfant, qui est bien portant.

Elle s'est aperçue qu'elle était malade il y a quinze jours, à des pertes blanches abondantes; depuis deux jours elle a remarqué une « plaie » aux parties. Pas de traitement.

A la même époque, c'est-à-dire il y a quinze jours, douleurs à la tête, surtout au niveau du frontal gauche, survenant le soir ou le matin; douleurs dans les genoux; amaigrissement. Accès de froid suivis de chaleur venant de temps en temps à trois heures de l'après-midi. Le matin, vertiges, éblouissements ; pas de troubles de la sensibilité.

Croûtes paraissant bien spécifiques dans les cheveux; une plaque d'apparence spécifique sur le cou. Adénopathie cervicale droite, naissante, petite.

Examen des parties génitales :

Chancre solitaire, de couleur chair musculaire à la base de la grande lèvre gauche, dans le sillon labio-uréthral. Base inaccessible. Œdème considérables des lèvres. Pléiade biinguinale volumineuse. Cordon de lymphangite indurée considérable, se sentant à la racine du capuchon du clitoris. Sur le col de la matrice, nous trouvons un autre chancre très-gros, occupant la partie la plus reculée de la lèvre postérieure, excentrique, très-dur au toucher.

Diagnostic : Chancres syphilitiques de la vulve et du col.

18 janvier. Quelques taches sur le dos, très-douteuses; céphalée nocturne. Pas de fièvre.

Le 22. Syphilide papuleuse non douteuse aujourd'hui ; deux papules notamment très-accusées entre les seins.

Le 26. Réparation très-avancée du chancre du col.

Obs. XLVIII. — Chancres du col. Syphilides à la vulve et sur le corps. (Recueillie dans le service de M. Fournier.)

M. C...(Berthe), 21 ans, couturière, entrée le 22 novembre 1870 à Lourcine, dans le service de M. Fournier, salle St-Clément, n. 49.

Il y a huit jours, apparition sur la grande lèvre droite d'un gros bouton encore existant, suivi bientôt des boutons actuels. Ecoulement vaginal tachant le linge depuis la même époque. Sur les grandes lèvres, gros boutons érosifs, commençant à se cicatriser ; ce sont des syphilides papuleuses.

Sur le col vaste ulcération superficielle; cette ulcération occupe toute la partie gauche du col et arrive jusqu'à l'extrémité gauche de l'orifice utérin ; elle est grosse comme une fève. Le centre en est jaune-chamois très-tendre, et elle est entourée par un liséré rouge. Cette lésion est, selon M. Fournier, certainement syphilitique; il pense que c'est le chancre initial.

A cette époque nous ne constatons sur la malade ni angine, ni céphalée, ni croûtes dans les cheveux, ni ganglions occipitaux ; rien sur le corps.

6 décembre. La plaie du col est devenue purpurine dans son ensemble et se répare.

19 décembre. Nous trouvons aujourd'hui des syphilides papuleuses sur le corps et la face de la malade.

Obs. XLIX. — Chancres vulvaires. Cinq chancres du col douteux. (Recueillie dans le service de M. Fournier, par M. Curtis, interne.)

B... (Léopoldine) entrée à Lourcine dans le service de M. Fournier, salle St-Clément, n. 2, le 3 novembre 1868 ; sortie le 17 décembre de la même année.

Accouchée le 2 février, elle n'avait jamais eu de lésions vénériennes avant cette date.

Elle est restée trois mois à l'hôpital pour ses couches du 1er mai au 11 juin (Lariboisière. M. Raynaud); sortie il y a deux mois et demi.

Depuis quatre mois, elle a, dit-elle, un écoulement peu abondant ; elle ne tache le linge qu'en blanc jaunâtre.

Elle souffre à la vulve depuis quinze jours et ne s'est aperçue de ses plaies que depuis quelques jours.

Aucun traitement.

Derniers rapports il y a quinze jours.

4 novembre. Etat actuel : Plusieurs ganglions dans chaque aine, durs, indolents, formant une pléiade. A l'entrée du vagin à droite, petite plaie à fond grisâtre, superficielle, de la grandeur et de la forme d'un haricot, à base nettement parcheminée. Juste en face, à gauche, petite plaie, beaucoup moins étendue, à base résistante.

Intertrigo anal ; sécrétion lactescente de l'urèthre. Folliculite de la grande lèvre droite, un follicule gros comme un pois. Vagin sain.

Sur le col, cinq papules disséminées autour de l'orifice, du volume d'une lentille, d'une couleur grisâtre, érosives.

Diagnostic : Sans hésitation, chancres infectants vulvaires. Peut-être chancres infectants du col. Mais ce dernier diagnostic doit rester douteux à cause du nombre des lésions.

5 novembre. Rien sur le corps. Dit avoir eu il y a deux ans à deux reprises différentes des boutons qui ont duré huit jours pour chaque poussée ; nous ne pouvons savoir ce qu'étaient ces boutons. Elle aurait pris, dit-elle, pour ces boutons, un peu de copahu.

Le 12. Les petites plaies vulvaires sont en *statu quo* ; sur le col, il ne reste que deux petites érosions complètement rosées, et auxquelles on n'oserait donner aujourd'hui la moindre signification.

Le 16. Il reste à peine sur le col deux érosions grandes chacune comme une tête d'épingle ; col rouge.

Le 17. Langue un peu blanche ; un peu de fièvre.

Le 19. Les deux plaies de l'entrée du vagin sont en réparation ; col sain un peu rougâtre.

Le 23. Plaies de l'entrée du vagin en réparation.

Le 27. Rien sur le corps ; sur le col quelques très-petites érosions superficielles auxquelles il est impossible de reconnaître un caractère. Balanite du col.

1er décembre. Rien sur le corps.

Le 3. *Statu quo* pour le col. Il ne reste que deux érosions au niveau des caroncules très-superficielles.

Le 4. Quelques squames du cuir chevelu depuis quelque temps.

Le 7. Les deux érosions persistent ; à peine quelques érosions sur le col.

Le 8. Rien sur le corps.

17 décembre. Les deux petites érosions de l'entrée de la vulve persistent encore, mais très-petites. Col sain. Exeat.

Obs. L. — Chancre infectant du col. Accidents secondaires. (Recueillie dans le service de M. Fournier.)

L... (Juliette), 21 ans, couturière, entrée à Lourcine dans le service de M. Fournier, salle St-Alexis, n. 1, le 8 avril 1872 ; sortie le 2 juillet 1872.

Cette malade est déjà venue à Lourcine, il y a un an, pour des chancres simples dont trois siégeaient sur le col de l'utérus ; elle rentre aujourd'hui pour des accidents vulvaires.

A la vulve, petites érosions sans caractère paraissant être ou de l'herpès ou des syphilides érosives.

Pas de croûtes dans le cuir chevelu ; sujette aux maux de tête, mais en a davantage depuis un mois. Dans la paume de la main, début de psoriasis palmaire, cinq ou six taches de psoriasis très-accusées. Syphilide naissante : très-petites taches sur le thorax et l'abdomen. Pâleur, perte d'appetit ; douleurs dans le bas-ventre depuis deux ou trois semaines. Sur la bosse frontale gauche soulèvement périostique de la largeur d'une pièce d'un franc; la peau est légèrement œdémateuse à ce niveau, douleur costale empêchant la respiration; une des côtes est douloureuse au toucher. Céphalalgie violente le soir.

Sur le col qui nous frappe tout d'abord pas son énorme volume et par sa dureté, nous trouvons une ulcération centrale, ou plutôt deux ulcérations, l'une sur la lèvre supérieure, l'autre sur la lèvre inférieure, qui se rejoignent en s'enfonçant dans l'orifice; l'ulcération de la lèvre supérieure a la forme et les dimensions de deux grosses lentilles confondues en un point de leur circonférence; celle de la lèvre inférieure beaucoup plus volumineuse, de la grosseur d'une pièce d'un franc, est également formée de deux parties dont l'une grosse comme une lentille et l'autre comme une pièce de cinquante centimes. Ces ulcérations sont saignantes, d'un ton chair musculaire, entourées à la partie inférieure principalement d'un fin liséré, d'une petite colerette blanche.

Diagnostic : Chancre infectant du col.

Quelques jours après la malade voulait sortir; nous n'avons pu compléter son observation.

Obs. LI. — Chancre infectant du col. Accidents secondaires. (Recueillie dans le service de M. Fournier, par M. Martinet, interne.)

L... (Alexandrine), entrée à Lourcine, dans le service de M. Fournier, salle St-Louis, n. 36, le 10 septembre 1872; sortie le 17 février 1873.

A la face interne de la petite lèvre gauche, deux petites papules. Folliculites ulcérées au périnée. Ganglions dans les aines. Pas d'autres signes d'infection syphilitique. Amaigrissement depuis un mois. Erosions d'herpès à l'entrée de la vulve, vient d'avoir ses règles. Chancre infectant du col. Rien sur le corps; une croûte d'ecthyma à la racine des cheveux, depuis une semaine, douleurs de tête. Pas de fièvre. Sur la cuisse gauche groupe de vésicules herpétiques, sur les grandes et les petites lèvres, série de trois petites érosions miliaires herpétiformes. Sur le capuchon du clitoris, trois lésions encore vésiculaires; sur la marge de l'anus, quatre ou cinq lésions papuleuses, ressemblant soit à de l'herpès, soit à des papules naissantes.

17 septembre. Sur le col dont l'ouverture paraît plus verticale, que de coutume, lésion plate située sur la lèvre supérieure venant jusqu'à l'orifice, du volume d'une fève, plate partout sauf en un point, près de son extrémité gauche, où elle paraît excavée en cupule; elle présente un fond qui est exactement semblable au gras de lard; sur plusieurs points du contour, liséré purpurin. Le contour de l'extrémité gauche de l'ulcération paraît un peu élevé, ce qui contribue à donner en ce point à l'érosion l'aspect cupuliforme. Pas de contours polycycliques.

En somme le diagnostic chancre infectant nous paraît certain; il ne saurait rester de doute que sur les érosions vulvaires, lesquelles sont des érosions d'herpès (ce que nous pensons) ou le début de syphilides papuloérosives.

Le 18. Le chancre est absolument modifié, il est complètement plat. La teinte grise s'efface, elle ne persiste plus que sur un tiers du chancre, le changement s'est produit sans qu'on ait fait le moindre du traitement.

Le 23. Les petites érosions vulvaires se sont cicatrisées, mais en restant légèrement papuleuses; l'érosion du col est absolument rosée, encore un peu plate, mais se cicatrire très-bien.

Le 30. Il ne reste sur le col qu'une surface rougeâtre, que nous n'oserions même dire érodée, sans le moindre caractère spécifique.

Sur les petites lèvres et au périnée, série de petites élevures miliaires, qui sont probablement des syphilides papuleuses à petits grains.

14 octobre. Il ne reste plus trace du chancre sur le col ; les papules des lèvres se sont effacées.

29 novembre. Deux folliculites vulvaires paraissant bien spécifiques. Eruption non douteuse sur les bras de syphilides érythémateuses ; roséole bien caractérisée sur le dos, discrète cependant, croûtes du front spécifiques.

20 décembre. Les deux folliculites persistent, syphilide pustulo-crustacée du front.

18 janvier. Roséole circinée des bras.

17 février. La malade conserve sur les bras des taches de roséole cerclée par places, légèrement furfuracée sur certains points.

Obs. LII. — (Recueillie dans le service de M. Fournier.)

P... (Constance), 26 ans, couturière, entrée le 17 mars 1872 à Lourcine, service de M. Fournier, salle St-Alexis, n. 28.

Le 8 avril, on trouve sur la lèvre inférieure du col au niveau de l'orifice une érosion jaunâtre, presque blanche avec collerette purpurine, superficielle. Il nous est impossible aujourd'hui de faire un diagnostic.

16 avril. La lésion du col s'est élargie, elle est absolument superficielle, teintée en gris blanchâtre, ses contours présentent de petits segments de circonférence. Le diagnostic ne nous semble pouvoir osciller qu'entre herpès du col et chancre infectant.

17 avril. Sur l'abdomen poussée d'herpès.

Le 18. Nous ne doutons plus de la nature de l'érosion qui se boursoufle, se matelasse et devient papuleuse.

Le 20. Nous trouvons aujourd'hui à la surface du col une papule d'un rose grisâtre, élevée, mamelonnée ; c'est un chancre.

Plusieurs ganglions engorgés à droite.

6 mai. Rien sur le corps.

Le 17. L'ulcération du col présente la même largeur ; elle est rougeâtre, légèrement jaune au centre, un peu fongueuse, saignante, et ne présente aucun signe qui puisse la distinguer d'une érosion vulgaire.

CHAPITRE IV.

DIAGNOSTIC DES CHANCRES DU COL.

Après avoir indiqué les signes au moyen desquels on peut reconnaître d'une part le chancre simple, d'autre part le chancre syphilitique du col, il nous reste maintenant à les comparer entre eux d'abord, puis aux diverses lésions avec lesquelles on peut les confondre. Ce chapitre se divise donc naturellement en deux articles.

Article premier. — *Tableau comparatif du chancre simple et du chancre syphilitique du col.*

Le chancre simple et le chancre syphilitique, qui offrent un aspect si différent sur les parties découvertes, présentent au contraire sur le col utérin de nombreux caractères communs. La description du chancre infectant, qui vient d'être faite, a dû presque à chaque page paraître une reproduction de celle du chancre simple. Néanmoins, et au risque d'être fastidieux, il me semble indispensable de jeter un coup d'œil d'ensemble sur les traits qui font ressembler ces deux lésions ; il sera ensuite plus facile de saisir les différences qui les séparent.

La fréquence des deux chancres nous paraît la même, quoi qu'en disent les auteurs, et bien que nous-même rapportions un nombre un peu plus grand de chancres simples que de chancres infectants. C'est qu'en effet le chancre simple offre d'habitude une physionomie plus tranchée et est plus souvent reconnu. C'est qu'il offre au diagnostic une ressource que le second ne présente pas : l'inoculation. C'est aussi qu'il est mieux connu, et depuis plus longtemps. D'ailleurs, faisons encore remarquer ici que si nous avions compté tous les cas de chancres syphilitiques douteux dont nous avons l'observation, l'équilibre se serait certainement rétabli entre les deux chancres.

Les chancres simples ou syphilitiques du col sont tantôt excentriques, tantôt centraux, et cela dans une proportion à peu près égale ; il nous a bien semblé que le chancre simple avait plus de tendance à s'éloigner de l'orifice ; mais la différence que présentent les deux ulcérations à ce point de vue est si faible, que nous n'en voulons tirer aucun enseignement pour le diagnostic.

La forme des deux chancres est la même; elle n'offre rien de caractéristique dans l'un ni dans l'autre.

Leur étendue moyenne nous a semblé la même; cependant M. Fournier croit le chancre syphilitique de proportion habituellement restreinte, tandis que le chancre simple couvrirait une plus large surface; du reste, il n'attache presque aucune importance à cette différence.

C'est surtout par l'aspect, la couleur, que les chancres se différencient; cependant, même à ce point de vue, ils offrent des éléments communs; dans les deux cas, par exemple, la limite de l'ulcération est nettement indiquée par une collerette purpurine.

Fait bien remarquable, la marche de ces deux affections est absolument la même; toutes deux perdent très-vite leurs caractères spécifiques et semblent se transformer en ulcérations vulgaires. Qu'il nous soit permis de faire à ce propos une remarque plus générale. Ce ne sont pas seulement les chancres qui se guérissent rapidement sur le col; ce sont toutes les lésions accidentelles, fortuites, toutes celles qui ne sont pas entretenues par une cause persistante, comme la métrite, ou le cancer. Ainsi, les syphilides, l'herpès et toutes les éruptions qu'on a décrites sur le col y sont très-éphémères et disparaissent comme par enchantement. Le col semble avoir trop de tendance à l'hyperplasie, à la réparation de ses tissus pour garder longtemps ces lésions superficielles; il constitue pour elles un mauvais terrain, un terrain trop mouvant, si je puis ainsi parler.

Les deux chancres se ressemblent également sous le rapport des symptômes fonctionnels ; c'est-à-dire que, dans les deux cas, il n'en existe point.

Ni l'un ni l'autre, en général, ne donnent lieu à des complications.

Ces traits communs signalés, étudions avec soin les caractères distinctifs sur lesquels doit s'appuyer le diagnostic différentiel des deux chancres utérins.

Il existe deux ordres de signes dont on peut se servir pour établir ce diagnostic : les signes tirés du chancre lui-même, et ceux tirés des accidents concomitants. Etudions d'abord les premiers.

Dans certains cas, l'examen seul du col ne laisse aucun doute sur l'existence d'un chancre simple ; dans ces cas faciles, le diagnostic saute aux yeux. C'est qu'on trouve alors sur le col plusieurs ulcérations à fond jaune, à bords taillés à pic, à suppuration abondante, etc., bref, offrant tous les caractères bien connus des chancres simples extérieurs. Le musée de Lourcine contient un moulage pris sur une malade, qui présentait trois chancres typiques du col et douze autres chancres vaginaux; dans des cas semblables, le diagnostic s'impose à l'observateur le moins attentif.

Dans d'autres cas, au contraire, le diagnostic est impossible par l'examen seul de la lésion. Quand les chancres du col sont entrés dans la période de réparation, ils se ressemblent tous, quelle que soit leur nature, qu'ils soient syphilitiques ou non. Dans ce cas, c'est aux circonstances accessoires, aux signes indirectes, dont nous parlerons dans un instant, qu'il faut avoir recours.

Enfin, il est des cas intermédiaires, et ce sont peut-être les plus nombreux, où le diagnostic n'est pas très-difficile, à la condition toutefois qu'on passe en revue tous les signes différentiels que nous allons énumérer.

Le chancre syphilitique est presque toujours unique sur le col; dans les rares circonstances où on en trouve plusieurs, ils sont toujours peu nombreux; on n'en rencontre pas plus de deux. Le chancre simple, au contraire, est ordinairement multiple; on peut n'en trouver qu'un, mais souvent alors plusieurs chancres se sont réunis en un seul, lequel est, en général, assez volumineux.

M. Fournier, avons-nous dit, tient compte de l'étendue de la lésion; cependant, cette étendue « n'a qu'une signification très-relative, car le chancre syphilitique du col, bien qu'habituellement de dimensions restreintes, peut égaler comme proportions le chancre simple. »

C'est assurément l'aspect général et la coloration qui offrent les meilleurs signes. Le chancre simple est jaune, le chancre syphilitique est grisâtre, d'aspect lardacé. Quand le chancre simple est franchement papuleux, le diagnostic différentiel devient plus difficile; mais, en tous cas, le chancre syphilitique paraît plus lisse; le chancre simple a un fond plus inégal, quelquefois même anfractueux; vu d'ensemble, il présente un ton « plus vif, plus animé, plus *gai*, » pour me servir de l'expression de M. Fournier; au contraire, le ton du chancre infectant est plus sombre, plus *triste*.

Les bords offrent aussi quelques différences; mais elles sont moins importantes ici que partout ailleurs, vu la forme même du chancre simple qui souvent se présente en saillie. Néanmoins, ces bords sont toujours plus marqués que dans le chancre syphilitique ; quelquefois ils sont franchement entaillés ; on voit que le col est entamé.

Ces signes, nous ne cherchons pas à le dissimuler, sont bien incertains, bien difficiles à apprécier quand on n'a sous les yeux qu'une seule des deux lésions ; aussi n'est-ce pas sur eux que dans nombre de cas il faudra faire reposer son diagnostic ; les véritables signes, les signes vraiment cliniques, si je puis dire, se trouvent dans la constatation des accidents concomitants. C'est à la vulve qu'on les trouvera, c'est sur le corps du malade qu'il faudra les rechercher, si l'examen vulvaire est insuffisant. Le diagnostic resterait, en effet, « plus d'une fois incertain, si l'on n'avait pour l'établir que la seule considération des symptômes objectifs, si l'on se bornait à consulter la physionomie des lésions. Nombreux sont les cas dans lesquels il n'existe entre le chancre simple et le chancre syphilitique du col que des différences d'aspect à peine appréciables, sur lesquelles on ne saurait baser un jugement. Fort heureusement, le diagnostic différentiel de ces deux lésions peut être souvent institué d'une façon indirecte. » (Fournier)

Le plus important de ces signes indirectes est, nous l'avons dit, tiré de l'examen de la vulve.

De deux choses l'une, en effet, ou bien on ne trouvera rien à la vulve, ou bien on y trouvera quelque lésion.

Si la vulve est saine, on pourra, presque sans risque de se tromper, poser le diagnostic : chancre syphilitique. On peut observer, en effet, un chancre infectant sur le col et n'en trouver que là. Le chancre simple, au contraire, est presque fatalement accompagné d'autres chancres simples vulvaires. Ainsi donc vulve indemne, chancre syphilitique.

Au contraire, la vulve porte-t-elle des chancres? Dans ce cas, leur nature, ici bien plus facilement diagnosticable que sur le col, indiquera presque infailliblement la nature des chancres internes. Chancres simples à la vulve, chancre simple sur le col. Chancres infectants à la vulve, chancre infectant sur le col.

Souvent, nous l'avons dit, en même temps que des chancres, on trouve de l'herpès vulvaire ou périvulvaire. Mais à supposer que cet herpès existe seul, quel diagnostic devra-t-on porter? Sans hésitation, chancre syphilitique. Pourquoi? Surtout parce qu'il n'y a pas de chancres à la vulve. Mais aussi (nous le pensons du moins) parce que l'herpès est plus fréquent avec le chancre syphilitique qu'avec le chancre simple.

Sur 25 cas de chancres simples, 4 fois seulement la présence de l'herpès vulvaire a été notée; tandis que la moitié de nos malades affectées de chancres syphilitiques utérins, présentait cette éruption symptomatique. Peut-être cette différence est-elle due à un pur hasard; nous n'y attachons, du reste, que peu d'importance; il nous a simplement paru utile de la signaler.

Tous les moyens d'information que nous venons d'exposer peuvent encore laisser des doutes dans l'esprit; l'ulcération du col n'est pas très-caractéristique, la vulve ne présente que des lésions douteuses. Il nous reste encore une ressource, l'inoculation. Mais empressons-nous de dire qu'on ne doit recourir à cette ressource qu'à la dernière extrémité, quand tous les autres moyens de diagnostic sont épuisés. Il faut se rappeler, en effet, que cette opération, si petite qu'elle paraisse, n'est pas toujours inoffensive ; qu'on aura beau détruire le chancre d'inoculation dès son apparition, le moindre mal qui en pourra résulter sera une cicatrice indélébile et assez profonde.

Mais néanmoins, quand tous les autres signes sont insuffisants, l'inoculation est formellement indiquée.

Je n'ai pas à décrire ici cette opération. Cette description appartient à l'étude du chancre en général. Je n'ai à faire qu'une remarque, spéciale à l'inoculation des chancres du col. On sait que ces chancres sont souvent recouverts d'un enduit pseudo-membraneux ; cet enduit qui protége l'ulcération elle-même, et dont la surface est baignée par les liquides vagino-utérins, doit être enlevée avec un pinceau, et le pus recueilli sur le fond du chancre mis à nu ; si on se contentait de promener la lancette sur la fausse membrane, peut-être ne recueillerait-on que du mucus normal, et une inoculation négative laisserait dans ce cas des doutes dans l'esprit.

Au bout de vingt-quatre heures, l'inoculation donne en général tous les renseignements qu'on en attend ; il ne faut pas tarder davantage à la détruire par la pâte carbo-sulfurique, quand le résultat est positif. Dans ce cas, le diagnostic est fait ; on a bien affaire à un chancre simple du col, et le diagnostic « chancre syphilitique » est décidément écarté.

Nous empruntons à une clinique de M. Fournier le tableau synoptique suivant, où se trouvent résumés les signes différentiels des deux chancres sur le col utérin.

	Chancre syphilitique :	*Chancre simple :*
SIGNES ÉQUIVOQUES.	I. Habituellement *unique* sur le col, très-rarement multiple.	I. *Unique* ou *multiple* (souvent *unique par fusion* de plusieurs chancres voisins).
	I. Habituellement *restreint* comme étendue.	II. Souvent *assez étendu.*
SIGNES DE PROBABILITÉ.	III. Toujours érosif ou papulo-érosif; jamais ulcéreux.	III. Parfois ulcéreux, entaillé; souvent aussi papuleux, mais avec inégalités de surface, dépressions, anfractuosités.
	IV. Offrant une teinte opaline grise, pseudo-membraneuse.	IV. Offrant une coloration jaune ou jaunâtre, d'un ton plus vif, plus animé, plus gai, que la teinte gris sombre du chancre syphilitique.
SIGNES CERTAINS.	V. Coïncidemment, à la vulve; ou bien, absence de toute lésion; ou bien, chancres syphilitiques.	V. Coïncidemment, à la vulve, d'une façon presque infaillible, chancres simples, plus ou moins nombreux. En certains cas même, chancres simples dans l'ampoule vaginale, au voisinage du col.
	Réserve faite pour le cas possible, mais exceptionnel, d'une double contagion.	
	VI. Auto-inoculation négative.	VI. Auto-inoculation reproduisant un chancre simple.

ARTICLE SECOND. — *Caractères distinctifs des chancres et des autres lésions du col.*

Nous réunissons dans cet article les signes propres à distinguer des diverses lésions du col le chancre simple et le chancre syphilitique de même siége. Nous aurions pu sans doute, à la suite de la description de chacun de ces chancres, le comparer immédiatement aux affections qui ont avec lui des signes communs. Mais, comme c'est avec les mêmes affections que tous deux offrent des points de contact, si nous avions suivi ce plan, nous aurions été exposé à d'incessantes redites, qui auraient fatigué l'attention. Le sujet que nous traitons n'en comporte déjà que trop. En opposant au contraire les deux chancres du col simultanément aux autres lésions utérines, nous pourrons être plus bref, sans que la clarté de notre exposition y perde rien.

C'est surtout avec les ulcérations simples que les chancres du col risquent d'être confondus. A leur première période, quand ces chancres offrent au grand complet tous leurs caractères, certes la confusion est assez difficile. Mais, une fois entrés dans la période de cicatrisation, nous avons vu qu'ils n'offraient plus un aspect spécial, et qu'ils revêtaient tout à fait l'apparence des ulcérations de la métrite. Comment alors les en distinguer, s'ils sont en réparation au moment où on les découvre? Uniquement par des signes accessoires. Les ulcérations inflammatoires du col sont toujours centrales; nées au pourtour de l'orifice dans lequel elles s'enfoncent, elles ne le quittent jamais, alors même qu'elles s'étendent au loin sur les lèvres, probablement parce qu'elles sont produites ou entretenues par le catarrhe utérin. Les chancres, au contraire, occupent un siége quelconque, souvent excentrique, ou bien sont disposés d'une façon très-irrégulière, asymétrique, par rapport à l'orifice utérin. Les bords du chancre restent toujours parfaitement limités à toutes ses périodes; les bords de l'ulcération simple, assez nets à l'origine, deviennent moins appréciables par les progrès de la maladie. Ils s'entourent souvent de petites granulations isolées de la grosseur d'un grain de millet, dues à l'inflammation isolée des follicules. L'ulcération granuleuse du col se présente d'ailleurs avec un ensemble de circonstances toute différentes de celles qui accompagnent le chancre. Dans le premier cas, on a affaire presque toujours à des femmes ayant accouché une ou plusieurs fois, car c'est ordinairement la parturition qui laisse après elle de la métrite granuleuse. Ces femmes viennent consulter le médecin parce qu'elles souffrent;

elles se plaignent de douleurs dans le bas-ventre avec des irradiations dans les reins, les aines, la partie antérieure des cuisses. Le toucher, qui est douloureux, accuse un gonflement du col et du corps de la matrice; de l'orifice du col s'écoule un muco-pus épais, des parties génitales une leucorrhée toujours assez abondante. On observe encore des désordres menstruels variés, des troubles digestifs sympathiques, etc. L'ulcération est ici accessoire ; la maladie à laquelle on a affaire est essentiellement constituée par l'inflammation du tissu utérin. Il en est tout autrement du chancre. Le chancre s'observe aussi bien chez les nullipares que chez les femmes qui ont eu des enfants; rien n'avertit de sa présence, il n'est pas douloureux ; on le découvre fortuitement; il ne donne lieu à aucun écoulement appréciable ; il ne provoque aucun trouble menstruel; il ne présente aucun symptôme subjectif de maladie utérine. C'est une simple lésion et rien de plus. Cependant on ne peut pas toujours faire un diagnostic immédiat. C'est que les signes différentiels sont peu prononcés; c'est encore qu'on a affaire à un cas complexe, où l'inoculation spécifique s'est effectuée sur un col déjà ulcéré, où le chancre à pour support une ulcération granuleuse préexistante. Qu'on suspende alors son diagnostic, et au bout de quelques jours on pourra se prononcer sans hésitation. Le chancre diminue d'étendue presque de jour en jour; il ne tarde pas à guérir complètement, qu'on le traite ou non. Les ulcérations phlegmasiques, au contraire, ont toujours une marche chronique; quelque traitement qu'on emploie, elles ont toujours une longue durée; abandonnées à elles-mêmes, elles ont même de la tendance à s'étendre et à prendre un aspect fongueux; jamais elles ne guérissent spontanément; fréquemment elles récidivent. Enfin n'oublions pas que les ulcérations simples sont très-fréquentes, tandis qu'on a rarement occasion d'observer un chancre du col.

Un certain nombre d'auteurs décrivent, à côté des ulcérations du col de nature franchement inflammatoire, d'autres lésions dépendant d'un état général diathésique. M. Courty, par exemple, étudie des ulcères dartreux, des ulcères scorbutiques, des ulcères scrofuleux. On comprend que nous ne puissions nous arrêter à la comparaison minutieuse de ces lésions avec les chancres du col. Nous n'avons, d'ailleurs, jamais observé ces ulcères, et les descriptions que M. Courty en donne ne nous ont même laissé rien de bien net dans l'esprit. Nous voyons du reste des cliniciens, comme M. Gallard, accuser l'insuffisance des caractères donnés par M. Courty et rejeter très-résolûment les divisions qu'il cherche à établir parmi les ulcérations du col. « Les signes qui peuvent distinguer les diverses ulcérations les unes des autres sont nuls, dit-il, absolument nuls, et pas un seul praticien au monde ne pourra jamais, à la seule inspection d'un col utérin ulcéré, se permettre de se prononcer avec quelque certitude sur la question de savoir si la femme observée est en même temps affectée de tubercules, de scrofule, d'eczéma, ou de toute autre éruption cutanée. En dehors de l'inflammation, les seules maladies qui peuvent déterminer une ulcération du col sont la syphilis et le cancer. »

De quelque côté que soit la vérité, nous croyons que le diagnostic entre le chancre et ces variétés de l'ulcération du col doit se faire avec les mêmes éléments que ceux qui nous ont servi à propos des ulcères purement inflammatoires.

Ce serait ici également le lieu de parler des ulcères diphthéritiques de MM. Boys de Loury et Costilhes, qu'on trouvera décrits dans la *Gazette médicale* du mois de juin 1845. Mais, comme nous n'avons jamais eu l'occasion d'observer ces ulcères et que nous ne savons dans quelle classe les ranger, nous nous bornerons à en dire ici quelques mots, renvoyant pour plus de détails au travail des auteurs eux-mêmes.

L'ulcération diphthéritique s'annoncerait par de la rougeur du col qui devient douloureux au toucher; quelques jours plus tard, on voit se former sur la surface malade de petites plaques d'un blanc mat plus ou moins franc, lisses, luisantes, de formes variées et mal circonscrites; ces plaques, très-minces, sont très-adhérentes, et ne peuvent pas être enlevées avec le pinceau. Après une quinzaine de jours, elles se détachent pour ne plus se reformer et laissent à nu une exulcération qui ne présente aucune gravité et guérit très-facilement après une durée moyenne de six semaines. MM. Boys de Loury et Costilhes ne se prononcent pas sur la nature de cette affection. En tout cas elle se distingue du chancre avec lequel on pourrait la confondre par l'absence du liséré rouge circonférentiel, par la coloration moins jaune de la fausse membrane, par sa marche moins rapide.

Quand les chancres du col, syphilitiques ou simples, sont observés dans les derniers jours de leur évolution, quand le moment de leur cicatrisation approche, ils n'ont même plus le caractère ulcéreux, et ne pourraient être confondus qu'avec des érosions de nature diverse, notamment avec les exulcérations blennorhagiques.

On sait, en effet, que la blennorrhagie féminine, une fois éteinte dans le vagin, se réfugie, pour ainsi dire, dans le cul-de-sac postérieur et sur le col même de la matrice, comme celle de l'homme se réfugie dans les parties profondes de l'urèthre. Elle laisse en ces points des exulcérations superficielles, déterminées par une simple desquamation épithéliale, et semblables à celles qu'on observe sur la muqueuse du prépuce et du gland dans la balano-posthite. Ces exulcérations, qui peuvent se prolonger dans l'intérieur du col, forment des îlots irréguliers sur les lèvres, principalement sur la postérieure. Ces îlots sont presque toujours multiples et tranchent sur la muqueuse saine par leur coloration plus rouge; cependant ils peuvent prendre un aspect grisâtre, pultacé, quand du mucus concrété les recouvre; mais ces fausses membranes sont sans importance et s'enlèvent avec la plus grande aisance. Ces érosions ne causent pas de douleur, l'utérus n'étant pas malade.

Il n'est pas difficile, en général, de diagnostiquer ces lésions, et quand on les a vues, ne fût-ce qu'une fois, elles sont assez caractéristiques par leur aspect pour qu'on ne soit pas tenté de les confondre avec d'autres. Si cependant l'inspection seule ne suffisait pas à les distinguer d'un chancre en réparation, les commémoratifs, parfois un suintement persistant de l'urèthre, l'examen de la vulve et surtout la disparition rapide de l'exulcération, s'il s'agissait d'un chancre, lèveraient bientôt tous les doutes.

L'ulcère cancéreux du col utérin a des caractères spéciaux qui le font aisément reconnaître. L'ulcère rongeant (*corroding ulcer of the os uteri*) de Clarke et de Levers doit être rapporté au cancer d'après Courty, Scanzoni et Kiwisch. Rokitansky (*Anat. path.* 1861, tome III, p. 538) décrit également une espèce particulière d'ulcère rongeant du col, différant du carcinome en ce qu'il n'a pas de néoplasmes pour point de départ; cependant, selon Courty, l'ulcère de Rokitansky ne peut être distrait de la classe des cancers. Toutes les ulcérations profondes du col utérin doivent donc être attribuées au cancer, et il nous semble inutile d'en faire le diagnostic avec le chancre phagédénique du col, dont l'existence est si incertaine. « Je ne connais, a écrit Aran, aucune autre altération que le cancer à laquelle on puisse rapporter les ulcérations profondes du col. On a bien parlé d'ulcérations phagédéniques du col de l'utérus; mais j'ai les plus grands doutes sur l'existence des lésions de ce genre, l'histoire en ayant été recueillie à une époque où l'on n'était pas aussi fixé qu'aujourd'hui sur les caractères extérieurs et histologiques du cancer (1). »

Les syphilides du col et du vagin peuvent très-aisément être confondues avec les chancres en réparation. Ces syphilides utérines, beaucoup d'auteurs en mettent en doute la réalité, ou les considèrent comme tout à fait exceptionnelles. Il est vrai qu'en général les syphilides muqueuses se développent de préférence sur les points du tégument muqueux exposés à l'influence de l'air. On en trouve cependant aussi sur le col où même elles ne sont pas extrêmement rares. Nous en avons sous les yeux un bon nombre d'observations. La statistique suivante que j'emprunte à M. Fournier indique

(1) Aran, Leçons sur les maladies de l'utérus, p. 956.

d'ailleurs la fréquence relative de ces lésions sur le col ou le vagin et les parties génitales externes.

Syphilides muqueuses de la vulve. . 522 cas.
Syphilides du col utérin . . . . . . 25 cas.
Syphilides du vagin . . . . 9 cas.

C'est surtout les syphilides appartenant à la forme érosive et papuleuse qui ressemblent aux chancres arrivés à leur seconde période.

Les érosions secondaires du col se présentent tout simplement sous l'apparence de surfaces arrondies d'un rouge vif, sécrétant un muco-pus ténu; elles sont constituées par de simples desquamations superficielles; elles ne diffèrent guère par l'aspect des érosions blennorrhagiques dont nous nous sommes occupés tout à l'heure; tantôt centrales, tantôt excentriques, elles ont une tendance à prendre la forme cerclée, semi-lunaire; dans plusieurs de nos observations elles dessinent sur le col de petits croissants parfaitement limités.

Les papules syphilitiques semblent avoir été plus souvent observées sur le col; ce sont elles surtout que les auteurs ont décrites sous le nom de plaques muqueuses.

Ces syphilides forment sur la muqueuse cervicale une légère saillie opaline, d'un blanc nacré et brillant, d'une teinte gris-perle porcelainé; elles ont en général une étendue peu considérable, celle d'une lentille par exemple; mais elles peuvent se réunir et former des plaques beaucoup plus grandes; elles sont insensibles, cela va sans dire, et ne provoquent, pas plus que les érosions précédentes, de symptôme réactionnel. Leur nombre est variable. Quand ces plaques marchent vers la cicatrisation, elles revêtent l'apparence d'ulcérations simples, pour disparaître bientôt spontanément. Ces syphilides sont généralement excentriques, situées autour de l'orifice. Elles ont assez souvent la forme cerclée, ovalaire comme les érosions; elles sont ordinairement multiples. Rien de plus facile que de confondre avec ces deux espèces de syphilides, le chancre en voie de réparation quand on ne l'a pas observé à sa première période. La situation de toutes ces lésions sur le col est la même, leur aspect est identique, leur marche est semblable; toutes ces lésions sont éphémères et disparaissent au bout de quelques jours. Ce sont ici encore les accidents concomitants qui peuvent seuls éclairer le diagnostic. L'état de la vulve est encore notre meilleur criterium. S'il s'agit d'un chancre, on en trouve d'autres à la région génitale ou périgénitale; s'il s'agit de syphilides, on en trouve toujours sur les grandes ou les petites lèvres, et ces syphilides extérieures étant de même nature que celles du col, indiquent en même temps la nature de l'ulcération douteuse, et la forme éruptive à laquelle elle appartient.

On peut trouver sur le col utérin des syphilides ulcéreuses; mais cette forme est véritablement très-rare et à peine connue; elle est presque identique comme apparence aux ulcérations simples, dont elle ne diffère guère, et encore dans la minorité des cas, que par un contour parfois bien franchement arrondi. Il serait très-facile, on le voit, de prendre ces ulcérations pour des chancres. Le diagnostic se fera par des considérations et des recherches analogues à celles que nous venons d'indiquer à propos du diagnostic du chancre et des syphilides érosives ou papuleuses.

Les chancres utérins peuvent être très-facilement confondus avec l'herpès du col. Cet herpès, dont l'existence est mise en doute par quelques auteurs (M. Gallard dans son récent ouvrage le nie complètement), cet herpès s'observe pourtant de temps en temps. J'en ai vu à Lourcine deux cas incontestables, et M. Fournier en a observé bien d'autres dont j'ai les observations sous les yeux.

L'herpès est sur le col ce qu'il est partout ailleurs, sauf des différences secondaires tenant au siége. A l'extérieur, l'herpès est formé de vésicules hémisphériques grosses comme une tête d'épingle, translucides, puis blanches et opaques; pendant trois ou quatre jours la vésicule conserve cet aspect; puis elle se crève et s'encroûte; les croûtelles ainsi formées sont jaunâtres et laissent le derme à nu, quand on les détache; on a alors une érosion. Une éruption d'herpès est constituée par la réunion de plusieurs de ces éléments éruptifs. Ces éléments, en nombre d'ailleurs très-variables, peuvent se réunir aux points où ils sont confluents, soit à la période où ils sont encore vésiculeux, soit à celle où ils sont devenus ulcéreux; dans le premier cas, les petites vésicules réunies forment de véritables phlyctènes ou même des ampoules; dans le second, les petites exulcérations arrondies forment, en se réunissant, une érosion d'étendue variable. C'est ordinairement sous cette dernière forme que se présente l'herpès du col. On trouve donc sur le col utérin des érosions en nombre variable, ordinairement multiples, groupées irrégulièrement, superficielles, nettement limitées, rouges quand elles sont à nu, mais quelquefois rendues blanchâtres par l'épithélium de la vésicule primitive incomplètement détaché et macéré.

Ces érosions possèdent un signe qui les distingue de toutes les autres et sur lequel M. Fournier ne cesse d'insister. Leur contour en effet, parfaitement circulaire quand l'élément éruptif est resté isolé, est sinueux quand plusieurs éléments se sont confondus; mais les sinuosités qu'il décrit ne sont pas irrégulières; elles ont la forme de petits segments de circonférence qui se coupent réciproquement; le contour de l'ulcération est, selon l'expression de M. Fournier, *microcyclique* ou *polycyclique*. Voilà en apparence un bien petit signe; c'est cependant un signe de la plus grande valeur, un signe d'une importance capitale pour le diagnostic. L'herpès seul le présente.

Nous sommes maintenant en mesure de comparer l'herpès et le chancre du col.

La confusion entre ces deux espèces d'affections n'est possible que si l'éruption herpétique est discrète ou du moins quand les ulcérations sont en petit nombre; car lorsque le col est criblé de petites érosions miliaires qui lui donnent un aspect comme chagriné, toute erreur est impossible. Mais s'il n'existe qu'une ou deux ulcérations, le diagnostic est très-difficile, et exige pour être posé un examen très-minutieux. L'ulcération herpétique diffère du chancre surtout par son contour polycyclique; c'est là le caractère différentiel le plus important; elle en diffère par l'absence de la collerette purpurine, spéciale au chancre; par l'aspect de la nature de la concrétion pseudo-membraneuse qui la recouvre, concrétion sans consistance, pelliculaire, essentiellement caduque, si différente de la pseudo-membrane du chancre, plus épaisse et plus difficile à détacher. Enfin l'herpès du col est éphémère, fugace et disparaît plus rapidement encore que le chancre. L'examen de la vulve ne doit pas être négligé. Quand il y a de l'herpès sur le col, il y en a toujours à l'extérieur, soit sur la vulve, soit aux plis génito-cruraux, soit enfin en un autre point de la région périgénitale. Nous avons dit, il est vrai, que ces éruptions herpétiques des parties génitales externes étaient souvent symptomatiques d'un chancre du col; cela prouve simplement que la présence d'herpès à la vulve n'indique pas que la lésion du col soit également de l'herpès. Mais l'absence de cette éruption à la vulve est une raison pour rejeter le diagnostic « herpès du col». Ajoutons que dans les cas où on observe de l'herpès sur le col, on en trouve souvent aussi sur les parois du vagin. Enfin il ne faudra pas négliger les renseignements fournis par la malade. L'herpès génital n'est pas une affection exclusivement vénérienne; il peut naître à propos des règles, être causé par une leucorrhée vulgaire, quelquefois il a pu être rattaché à un état général, à l'arthritis, à l'herpétisme; en tout cas, il peut se produire en dehors de tout rapport sexuel; aucun de ces éléments de diagnostic ne doit être négligé, quand les caractères mêmes de la lésion n'ont pas pu lever tous les doutes.

Je pourrais arrêter ici l'étude des affections utérines qui peuvent être prises pour des chancres du col ou réciproquement. Les lésions dont il me reste à parler sont en effet très-rares, très-mal connues; beaucoup même ont une existence contestable aux yeux de certains auteurs. Elles ont d'ailleurs des caractères assez différents de ceux du chancre, pour qu'on ne soit guère tenté de les confondre avec lui, quand par hasard on les rencontre. Les lésions auxquelles je fais allusion sont celles qu'on a décrites sous le nom d'eczéma, de pemphigus, d'acné (folliculite), d'ulcères tuberculeux, etc. Un mot sur chacune de ces affections.

L'ulcération que Courty a décrite sous le nom d'eczéma du col ne diffère pas assez, à notre avis, des ulcérations superficielles les plus communes pour que nous nous attachions à la différencier du chancre du col par d'autres caractères que ceux que nous avons donnés à propos de ces dernières ulcérations.

M. Joulin a décrit sous le nom de pemphigus du col une large vésicule, remplie d'un liquide transparent à forme globuleuse elliptique, à bords très-réguliers; cette vésicule ressemblerait à une goutte large et épaisse du mucus utérin ; elle est parfois cernée à sa base par un liséré rouge vif, extrêmement étroit, qui paraît être du sang pur ; la surface du col sur laquelle cette bulle repose est parfaitement normale. Elle semble se terminer toujours spontanément en trois ou quatre jours sans laisser de traces; pas de symptômes fonctionnels; ce n'est que par hasard qu'on la constate.

Ce pemphigus (qui, entre parenthèse, pourrait bien être simplement un exemple d'herpès confluent ayant déterminé la formation d'une ampoule), nous n'en aurions certes pas parlé, si M. Joulin lui-même n'avait cru devoir en faire le diagnostic différentiel avec le chancre. « L'étude du pemphigus du col, dit cet auteur, n'aurait aucune importance, s'il n'avait une certaine analogie avec la forme initiale du chancre diphthérique de Bernutz. L'analogie n'est pas complète, il est vrai; cependant elle peut tromper les praticiens qui n'ont pas eu l'occasion de voir les deux affections. Le chancre est constitué par la réunion des vésicules agglomérées contenant un liquide louche. Ces vésicules, en se rompant, laissent apercevoir une fausse membrane, qui devient bientôt saillante et jaunâtre ; cette membrane, en se détruisant, laisse à nu une ulcération bourgeonnante caractéristique ; sa durée est assez longue. Le pemphigus est constitué par une vésicule large, unique, et toujours transparente, qui ne subit aucune transformation ; il disparaît rapidement, spontanément, et sans laisser de traces. »

L'acné (ou folliculite du col) est formé par des éminences discrètes ou confluentes un peu plus rouges que la muqueuse voisine. A cet état, il est impossible de prendre ces folliculites pour des chancres. Quand elles s'abcèdent, leur forme les caractérise suffisamment.

Les ulcérations tuberculeuses du col sont extrêmement rares ; elles ont d'ailleurs un aspect très-différent du chancre. Enfin on trouve (très-rarement) sur le col des végétations ou des syphilides végétantes ; le musée de Lourcine en renferme un exemple. Ces végétations ne diffèrent guère des végétations vulvaires ; elles ont seulement un grain plus fin. Il est impossible de les prendre pour des chancres papuleux, à moins d'une grande inattention.

Après avoir examiné à part chacune des affections du col qui rappellent plus ou moins le chancre, nous devons ici ajouter quelques remarques générales qui s'appliquent à tous les cas. Il peut arriver que tous les signes différentiels que nous avons donnés soient insuffisants à faire reconnaître un chancre simple ou un chancre syphilitique du col. L'aspect des lésions utérines, l'examen de la vulve même peuvent nous laisser dans le doute. Que devons-nous faire pour nous éclairer? D'abord pratiquer l'inoculation, qui indiquera d'une manière indiscutable si nous avons affaire à un chancre simple ou non. En cas de résultat négatif, interrogeons la malade avec soin, sachons si elle a eu déjà la vérole, si elle en porte des traces, si elle a actuellement sur le corps des manifestations syphilitiques, et enfin si nous pensons avoir sous les yeux un chancre primitif, attendons les manifestations secondaires. Souvent ces symptômes consécutifs permettront d'établir le diagnostic; ils le confirmeront toujours. La syphilis ne se diagnostique pas dans tous les cas sur la simple vue d'une lésion unique, que cette lésion soit primitive, secondaire ou tertiaire; comme toute autre maladie, plus que toute autre maladie même, la syphilis est un tout, un ensemble, et ce n'est souvent qu'en tenant compte de tous les symptômes qu'un malade présente, et de toutes les circonstances dans lesquelles ils apparaissent, qu'on peut se prononcer sur la nature syphilitique d'une lésion. Cette enquête, à laquelle tout malade doit être soumis, a même un caractère plus pratique, plus clinique, plus médical, si je puis dire, que l'étude, souvent illusoire, des plus infimes détails que peut présenter une lésion.

CHAPITRE V.

TRAITEMENT.

Les chancres du col, simples ou syphilitiques, n'ont pas besoin de traitement. Ils se modifient et guérissent spontanément. Qu'on ne les tourmente pas, ils ne demandent qu'à guérir. Tout traitement actif est donc contre-indiqué, d'autant plus que leur évolution spontanée offre une précieuse ressource pour le diagnostic. On pourrait donc, à la rigueur, les abandonner à eux-mêmes. Le chancre syphilitique surtout peut se passer de tout pansement. Quant au chancre simple, il faut tenir compte de son auto-inoculabilité ; et, pour qu'il n'inocule pas de nouveaux chancres sur le col même, dans le cul-de-sac vaginal, ou surtout à la vulve, il est prudent de l'isoler des parties voisines. A Lourcine, le pansement usuel consiste en une poudre isolante comme le tan ou l'oxyde de zinc, qu'on maintient en contact avec le col à l'aide d'un tampon de ouate. Si la cicatrisation semble tarder, M. Fournier conseille encore quelques badigeonnages avec une solution de nitrate d'argent au trentième. C'est la médication la plus active qu'on doive se permettre.

CONCLUSIONS.

Nos observations et la lecture des auteurs nous amènent aux conclusions suivantes :

1. Les chancres du col (simples ou syphilitiques) sont moins rares qu'on ne le croit en général.

2. Tous deux n'ont de caractères propres que pendant un temps très-court de leur évolution.

3. Tous deux ont une tendance très-marquée à guérir spontanément et très-rapidement.

4. Ni l'un ni l'autre ne réclament de traitement actif.

5. Le chancre syphilitique et le chancre simple peuvent être distingués l'un de l'autre.

6. C'est souvent moins l'aspect de la lésion utérine que l'examen de la région vulvaire qui fournit les éléments du diagnostic.

TABLE DES MATIÈRES

A. PARENT, imprimeur de la Faculté de Médecine, rue Mr le-Prince, 31.

www.ingramcontent.com/pod-product-compliance
Ingram Content Group UK Ltd.
Pitfield, Milton Keynes, MK11 3LW, UK
UKHW021040230726
13926UKWH00004B/1572

9 782014 462777